医療法人梅華会グループ理事長
開業医コミュニティM.A.F主宰
梅岡比俊
Umeoka Hitoshi
［監修］

二子玉川ファミリー皮ふ科
自由が丘ファミリー皮ふ科
溝の口駅前皮膚科 総院長
玉城有紀
Tamaki Yuki
［著］

借金なし・
コンサルなし・多店舗展開

女医の

非常識な

クリニック経営

中外医学社

監修の序

　玉城先生と初めてお会いしたのが、開業医コミュニティ M.A.F というセミナーで、先生から話しかけていただいたことがきっかけでした。
　笑顔が素敵で、お綺麗で、おまけにハキハキ、キビキビとされた方だな、というのが第一印象でした。

　玉城先生は本当に勉強熱心です。開業医コミュニティ M.A.F では大阪と東京でセミナーを開催していますが、どちらも同じコンテンツです。それでも大阪と東京の2回とも来られています。そこでいつも色々な先生方とコミュニケーションを取られているのが印象的です。
　この本のタイトルのように、自分のクリニックを初めて開業するときに借金をしないで開業する、ということをしっかり考えて実行されています。それだけでも驚きなのですが、さらに3つのクリニック運営という、クリニックとしては稀なことをされている。さらにまたそのうえで、旦那様との時間や、好きなゴルフ、アートなどの趣味に使うプライベートの時間もしっかり取られています。

　玉城先生を見ていると、肩ひじ張った経営ではなく、自分に合う経営の仕方をされているなと思います。
　例えば書物を読んだり、セミナーに参加したりして、何かしら気付くことはあると思います。玉城先生は、その気付いたことをそのまま実行するのではなく「私だったらどうしよう」とか、「私はこういう形がやりたい」という取捨選択が早い方です。自分にとって必要なものはしっかりと取り入れつつ、少し違うなという部分は「自分自身としてはこうしたい」という形に変えて取り入れられているなと感じます。

　そのうえでやるべきことは、きっちりとすぐにやる。SNSも、マーケティングも、必要だと思ったらすぐに取り組まれています。それも外部の力も取り入れながら、とてもスムーズに、スピーディーに実行に移されるのです。

　自分を無理やり変えるというよりも、自分自身が自然体でいられるような経営方法を選び取っているので、しっかり趣味の時間をとることができるのだと思います。

　玉城先生が常々言われているのが、「常に時間というものを大切にしている」ということです。

　女性の場合、一般的に結婚・妊娠・出産という過程の中で男性ほど仕事に打ち込める環境になりにくいのが現状です。少なくとも現時点では男性医師の方が、仕事にウェイトをかけやすいのではないかと思います。

　さらに、世の中の女性の多くは、育児の時間が欲しいとか、子どもとの時間が欲しいなど、仕事以外のプライベートの時間を確保したいという気持ちが男性よりも一層強いと感じます。

　そんな女性医師にとって、働き方の指針となるお話が詰まった本になっています。

　もちろん女性に限らず、男性にとっても、玉城先生の経営スタイル、考え方というのが今後、新しい働き方の一つとなるはずです。

　是非先生の書物から自然体の経営や考え方など多くを学んでいただきたいと思います。

医療法人梅華会グループ理事長
開業医コミュニティ M.A.F主宰
梅岡比俊

はじめに

　本を書こうと思い立ちパソコンに向かいながら、ふと「院長です」と初めて名乗った日のことを思い出しました。前日までは肩書なんてなかったのに今日から院長。ですが、いざ言葉にするとどこか恥ずかしかった……。とても小さな声で呟いたのは、スタッフ採用のための面接のときでした。当時34歳、医学部を卒業したとたんに『先生』と呼ばれていたものの、社会人としては常識知らずで、右も左も分からないまま、一丁前に歳だけは重ねた私でした。

　当然、面接に来てくれた方の何を見て合否の判断をすればいいのかは、まったく分かりません。そこで、当時、担当してくれた社会保険労務士さんの意見を鵜呑みにしてのスタッフ採用でした。

　早いものであれから9年という月日が経った今、「院長の玉城でございます」と堂々と名乗れる私がここにいます。そして、ありがたいことに、私のもとにはクリニック経営のノウハウを学びたいと、すでに開業されている先生方が訪ねて来てくださいます。

　クリニックは私の子どものような存在です。特筆するような経営理念も信念もないけれど、さまざまな改善の積み重ねで出来上がった型破りな私のクリニックへ見学にいらっしゃる先生方にお話ししている内容を基に、この本を書き上げてみようと思います。

私はなぜ医者になったのか？

　私には、内科医でクリニックを開業している父がいます。三姉妹の真ん中の私は、小学生1年生のころは無口で、学校で一言も発しなかったため『自閉症』ではないかと担任の先生が家庭訪問に来るほどで、母はとても心配したそうです。とにかく、昔から周囲に『変わった子』と言われ、小

学生なのに友達はあまりいませんでした。ですが、母を心配させたくなくて、「友達と遊んでくる」と嘘をついては外でシロツメクサを編んだり、縄跳びをしたりして時間を潰していました。授業中にペアで作業をするときは、相手がいなかったけれど勉強はできたし、いじめられていたわけではないので、悲しいと思ったことはありませんでした。

　小学校卒業後は、私立中学を受験して入学し、医師の子どもの多い環境のなかでひっそりと過ごしました。高校になると遊びを覚えて、クラブに行っては昼夜逆転の生活をしていました。進学校だったので周りが受験勉強に勤しむなか、ひとり遊び続けました。私には、大学受験のための勉強が性に合わず、面白くなかったので、ほとんど高校に行かず、昼夜逆転の遊び回る生活をし、警察のお世話になったことは一度や二度ではありません。

　ちょうどコギャルが流行っていた時代で、「人生で一番楽しい17、18歳を遊ばずに過ごして、どうする！」と本気で思っていたのです。当然、大学受験は失敗し『高校生ブランド』も失いました。

　ある日、父に「ちょっといいか」と応接室に呼ばれました。そこは、家のなかで唯一足を踏み入れたことのない、古い家の湿気臭さが漂う部屋です。父は、真面目な顔で「この先どうやって生きていきたいんだ」と問いました。私が警察に捕まろうが、夜中に呼び出されようが、決して怒ることも咎めることもしない父でした。今まで、私のことを傍観していた父が、初めて、私に正面から向き合った瞬間でした。とても冷静に「フリーターになって、自分で生きていってくれないか。あるいは、お金を惜しまず援助するから医師になるか。どちらか選んでくれ」と言ったのです。

　私は、恵まれた環境のなかで、『自分がすべて』だと思って自由にわがままに生きてきました。しかし、フリーターの世界へ飛び込む勇気や自信などなく、ただ甘えていたのです。ですから、あっさり「1年間で医師になるので、寮のある塾に入れてください」とお願いしました。今考えると、進学塾は家から十分通える距離なのに、高いお金を出して寮に入れてくれ

た父には感謝しかありません。

　現役時代、遊びすぎていて、センター試験は『記念受験』だったため、まったく受験の知識がない私は、『偏差値40が70になりました！』という予備校の広告を見て、「この人ができるなら私にもできるわ」と、変な自信を持ち約半年間の受験勉強の末、医学部に合格したのです。

　以上が、私が医師になった経緯で、「父が医師だったから」というのは、面接などで使う常套句です。

　医師になったからといって『変わっている』ことは同じで、初日から代診を雇って開業したり、可愛い白衣がないから自分で作ってみようと急に言い出して、周囲を驚かせたりしています。いつも新しいことを探し、何か夢を持っていないとつまらなく思えてしまうのです。

　小さいころから「少し変わった子（いや、だいぶ変わった子？）」と言われ続けたそんな私でも、ときどき不安になって、改めて妹に「私って変わっているのかな？」と聞いたことがあります。しかし、妹は「いや、それはお姉ちゃんの個性だよ！　それを活かして世に出ていきなよ〜」と認めてくれました。そのことで、子どものころから何十年も抱えていた心のつかえがとれたことを覚えています。自己分析すると、私の良さは、興味を持ちやりたいと思ったことは迷わずやることだと思っています。

　そして、『ストレスなく生きる』というのが私のモットー。そこからブレず、これからも高みを目指していきます。

私のアンガーマネジメント

　よく、人から「全然怒らないね」と言われますが、小さいころは癇癪を起こしていた記憶があります。でも今は、夫と喧嘩もしなければ、言い争ったことすら一度もありません。むしろ、『喜怒哀楽が乏しいのではないか』、『人間として感情が欠落しているんじゃないか』とさえ思います。

　とはいえ私も、本当は、たまにイラっとすることがあります。誰か個人

に対してというよりは『多忙な状況に』です。診察をしながら、後でスタッフさんにこれを言わないと……と考えるなど、常に頭の中にはいくつかのやることリストが並んでいます。やることだらけの人生を、客観的に見てイラっとするのです。そこは少々ストレスです(笑)。

　ときどき、外来を終えてから、徒歩10分の自宅までもたどり着く気力がなく、クリニックで仮眠することがあります。その姿はさながら『あしたのジョー』です。そんな私の姿は誰も知らないし見せないようにしています。でも、この生活に後悔はありませんし、今後まだまだやりたいこともあります。

　私の考え方は、

- まずワクワクが先。迷ったら常に楽しいと思うほうを選ぶ。
- 常に目標を考え、プラス思考のみで生きる。
- 年々、自分の想像を超える自分になっているので、自分の将来にワクワクしているから、年をとるのが楽しみ。
- たとえ、つらいことがあってもその出来事に感謝すると、その現象が幸せに変わる。
- 時間を無駄にしない。

という5つが基本です。

　過去に起きた悲しいことや失敗したことを考える時間は無駄です。人は、人生を何度繰り返しても、きっと同じ過ちをして、今と同じ道を歩むのではないでしょうか。いくら悩んでも、失敗したことを今からやり直すことはできません。悔やむ時間はなんの成長にもならないのです。だから、5つの基本を大切に物事を考えています。

二子玉川ファミリー皮ふ科
自由が丘ファミリー皮ふ科
溝の口駅前皮膚科　総院長

玉城有紀

CONTENTS

巻末対談 梅岡比俊×玉城有紀

COLUMN

第1章
開業に必要なこと

1 なぜ開業したのか？

　誰かを幸せにしたい、医局の人間関係に疲れた、当直する体力がなくなった、お金を稼ぎたい……開業するにはさまざまな理由があると思いますが、私の場合は、33歳のときに大病を患ったことでした。当時1歳だった息子の保育園の送り迎えをすることさえできなくなり、持っていた勤務医としての仕事をすべて手放し、約2か月間の闘病生活を送りました。しかし、少しずつ回復してきたころ、『何も生み出せていない自分』に気付きました。それまで、どちらかと言えば順風満帆だった人生に、初めて漠然とした不安を感じたのです。「私に何ができるのだろう？　再び誰かに雇ってもらったとしても、病気が悪化して迷惑をかけるのは嫌だな。でも、人生100年時代でしょ。私が年老いて60歳になったとき、一体誰が雇ってくれるんだろう」と、考えは頭のなかを巡り、その焦りから、ふと自分の城をつくろうと思い立ちました。

　開業資金は、今まで働いてコツコツと貯めた貯金から捻出しました。病気のことを考慮し、『開業初日から代診を雇う』という異例のスタイルです。「そんな経営うまくいくはずがない」と、たくさんの方に笑われました。でも、私なりの方法で経営しよう、ここは自分を信じてみよう……と、他人の誹謗には耳を貸しませんでした。

　私は、開業初日から代診を雇っていました。開業したからといって、**院長が必ず毎日外来に立つ必要はない**という斬新な考え、周囲からは無謀と思われたクリニック運営だったかもしれません。今は開業している3つのクリニックのすべての経営が順調です。

　ですが、順調だからこそ、うまくいっていない部分の理由が見えていない、本当は分かっていないとも言えます。また、開業して気付いたことは、

それが決してゴールではないことです。**開業した後に自分がどんな人生を送りたいのかが一番大事なこと**だと思います。

　たとえば、私は人生において適度な負荷を掛けるのが好きです。３つのクリニックを開業した後、白衣ブランドを立ち上げたのですが、ワクワクと同時に少しの負荷も感じています。よく、「３つもクリニックを経営して疲れない？　自分の時間はあるの？」と聞かれるのですが、まだまだ時間はたくさんあるのです。私の人生、ワクワクが120％を占めています。だから、若いころの自分に戻りたいなぁ……と思ったことはありません。常に自分で決断し、突き進んでいるので、今の自分がベストで、５年後は、今の私が想像もできないくらいパワフルな自分になれている、本気でそう思っているのです。

2　開業するのは大変か？

　開業すること自体は、内装を自分で自由に決められたり、自分の好きな治療を採り入れられたりと、ワクワクが詰まっています。まるでお城を設計しているような気分になれます。

　また、開業してみて初めて知った世の中の常識もあります。たとえば、業者さんとさまざまな交渉をしてみて、初めて何でも値切れるということを知りました。開業するとお金が飛ぶように出ていきます。でも「開業半年間は機器の保守料を無料にして！」とお願いしたり、「１万円でもいいから安くして！」と言い続けて、内装費と諸経費を含めて1,500万円以下で開業できました。

　一番ダメなのは、開業する前に、大変そうだからと諦めてしまうことです。競合のクリニックが多い、駅から遠い、市場が小さい……などなど、ネガティブな要因ばかりを挙げだすと、開業という決断ができないのです。こういった傾向は、頭がいい人間ほど、陥りがちだと思います。もしかしたら、私のようにちょっと抜けていて鈍感なほうが、高めの壁をもぶち破れるのかもしれません。

COLUMN

自分の強みはなんですか？

　どんなビジネスでもそうですが、まず自分自身を知ることが必要です。私の強みは、①親から引き継いだわけではなく自分で立ち上げた、②女医、③皮膚科専門医、④ママドクター、⑤一般皮膚科、⑥コンサルなし、⑦借金なし経営、⑧主人は他職種……です。このように周囲と自分との違いを知り、それを認めたうえで、最高のパフォーマンス方法を考えることが大事です。

　内科を専門としているのに、開業時に皮膚科を標榜してしまう先生は多いです。ですから、『皮膚科を標榜するクリニックで皮膚科専門医がいる割合』は、悲しいかな30％ほどしかないのが現実です。私は、一般皮膚科医に誇りを持っています。美容皮膚科も否定はしません。ですが、保険診療でニキビを治療していくことで、患者さんの表情が明るくなるのを見られることは生きがいの一つであり、また、痒みが止まらない患者さんには、その症状をいかに止められるか考え、患者さんが痒みから解放されて喜ぶ姿を見るのが好きなんです。

　それに、皮膚科の女医さんは、なぜか美容皮膚科を目指す方がとても多いので、一般皮膚科で開業するのは男性医師が多いです。女医さんを希望する若い女性の患者さんは多いので、その隙間を狙って、女医があえて一般皮膚科で開業すれば、まだまだ勝てると思っています。

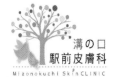

```
2014年開業　34才
駅徒歩1分

一般皮膚科・物販のみ
9年目で一日平均120人
```

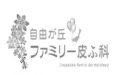

```
2019年開業　39才
駅徒歩2分

一般皮膚科に少し美容
ダーマペン・ピーリング・アグネス
ゼオスキン・ハイドラジェントル
3年目で一日平均80人
```

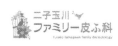

```
2020年開業　40才
駅徒歩3分

一般皮膚科に少し美容
ダーマペン・ピーリング・アグネス
ゼオスキン・ハイドラジェントル
ハイフ・ボトックス・デルマトロン
2年目で一日平均80人
```

親から継いだわけでも、主人も医者ではなく、30代で皮膚科を2店舗経営しております。

3 ┃ 自分の足と目で調べる

　開業前に、患者さんで溢れているクリニックを見学して、**なぜそのクリニックが流行っているのか、要因を分析するのは大事**なことです。

　私はバイトで1年間、数件のクリニックに勤務して、「どうしてこのクリニックはこんなに流行っているのか？」と院長に問いました。皆さんの答えは一様に、「場所！　診療内容はどこでも同じなんだから、場所が大事」というものでした。確かに、私もバイト先を探すときは、駅近で通いやすいクリニックを探しました。患者さんだって、通院しやすいクリニックがいいに決まっています。さらに、私の開業スタイルでは代診が必須なので、このお話は非常に参考になりました。

　皆さんも、ご自宅はご自分で探しますよね？　なのに、クリニックの場所は、コンサルにお任せするなんてナンセンスです。**①自分で場所を探して、人通りを確かめる、②競合クリニックのホームページを定期的に見る、③実際に偵察に行く……これ重要**です。

　特に、**競合相手の自らの偵察は必須**です。私は、診察を受けないまでも、競合するいくつかのクリニックには、どんな患者層が多いのかを確認しに行きました。そして、待合室の雰囲気をこっそり写真に撮り、掲示物に目を通し、受付の方に「何曜日が混みますか？」と患者さんの振りをして尋ねます。最後にパンフレットを持ち帰り、そこから自分の強味は何かを検討していました。これらは、基本だと思うのです！

　コンサルに開業地の選定を依頼しても、彼らは偵察をして、レポートにしてはくれません。ですから、私は自分の目と足で調べることをお勧めするのです。

4 ┃ 開業地はどこにする？

　最も大事なことは、**自分が徒歩でも通えることと駅近**です。台風や地震などで電車が遅延しても、最低でも自分だけは行けるように……。

　前述しましたが、私は朝起きるのが苦手で、何もない日は昼まで眠りたいほどなので、家の近くで3院とも開業することにしました。また、バイトの先生に診療をお願いする前提で開業しているので、自分だったら駅近でないとバイトしないなぁ……と思いました。だから、駅近には一番こだわりました。駅近なら間違いなく外勤ドクターが来ると、そう思ったのです。

　3つのクリニックを急行で1駅ずつの近場につくったので、クリニック間のスタッフの行き来が可能なのも、開業当時のバタバタなときは非常に助かりました。

　よく、「そんな大きい駅の近くで開業したら、競合もいて不安じゃない？」と聞かれます。ですが、私は、**普通列車しか止まらない小さな駅では開業しない**と決めています。なぜなら、どこの土地で開業しても『勝ちパターン』があるはずなので、競合のクリニックがあることは開業しない理由にはなりません。自分の強みを活かしたクリニックづくりをすれば、失敗することはないと考えています。

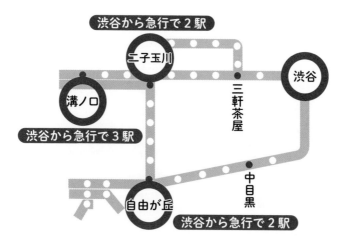

　立地についてはご存じない方もいらっしゃると思いますので、ご説明させていただきます。渋谷から急行で三軒茶屋の次の駅が二子玉川です。二子玉川から溝の口・自由が丘共に急行で1駅で、2分〜5分くらいです。すべて駅徒歩1分〜3分の立地です。これはバイトの先生が来やすいことを第一に考えているからです。

これをやらない院長は失敗する？

　開業時には、院長玉城自ら手土産を持って、隣駅までの薬局や他科の先生にご挨拶し、クリニックの強味を説明しました。その数、計40軒。これにより、認知度が低い最初の数か月を乗り切ることができたと思っています。

　もちろん、会ってもらえないこともあり、そんなときでも、「せめて名刺だけでもお渡しください」と受付で熱意を伝えました。他のクリニックや知らない薬局に飛び込み営業に行くのは恥ずかしいし、つい尻込みしそうになります。ある薬局では、チラシを置いてもらえないだけではなく、「この辺りは皮膚科多いから頑張ってよね」と上から目線で言われ、本当に悔しいとも思いました。

　それでも、大声で、笑顔で、挨拶をし続けました。それが、現在、順調にクリニックを回していけてる基盤をつくったと思っています。

5　やりようによっては勝てる！

　クリニック経営もレッドオーシャンの時代です。もちろんライバルは少なければ少ないほどいいですが、競合がいないと努力を怠ってしまうので、私が持っているのは『競合はある程度いたほうがいい』という考え方です。セミナーや他院見学をして、とにかくいいと思ったことは何でもやってみます。間違っている、自分のクリニックには適していないと分かったら、引き返して別の道を探せばいいのです。

　現在、私は月に一度は他のクリニック見学に行っています。そこで自院に持ち帰れるものは何かないかを探しています。そうして、今後もっと経営者としての才覚を磨いていきたいと思います。

　また、私は患者として他のクリニックに行くときも目を光らせています。紙カルテの収納の仕方、掲示してあるポスターが患者さんの目線の位置に貼られているか、電話応対……などなど。混んでいる・流行っているクリニックに伺うときは、「こんなに混んでいるのに申し訳ないな。先生、疲

れているだろうに」と思いますが、私が医師という正体を明かしていないので、先生がとても丁寧に説明され、疲れた顔を見せず対応してくださると、自分自身がこんなに混んでいるクリニックで患者さんに同じ応対ができているかを恥じ、お礼として口コミを書かせてもらっています。

6　開業までのステップ

　実際に、私が開業を心に決めてから、開業に漕ぎつけるまでをお話ししたいと思います。まず、何は置いても、開業地が決まらないとダメなので、まずは自分の希望（立地・家賃）に合った店舗を探すことから始まります。開業地となる店舗を契約したら、すぐに家賃が発生してしまいますので、内装などを行い、さらにスタッフ面接や機材を購入するなど、そこからは急ピッチで進めていきます。

　次に参考までに、私の本院クリニックの開業までの工程を公開します。

【玉城の開業スケジュール】

12月（開業5か月前）		物件探し（借り入れをするなら銀行と面談）
1月	第1週目	物件決定・契約（3月〜ただし、3月は内装費なしにしてもらう） クリニック定款変更依頼
	第2週目	複数の内装業者に物件を見てもらう
	第4週目	内装業者各社から内装見積りが出る
2月	第1週目	物件の契約金の支払い
	第2週目	内装業者の決定。物件の重要事項説明
	第3週目	内装図面に関して保健所事前相談 予約システム・セキュリティ会社・電子カルテメーカーへ見積り依頼
	第4週目	求人サイトを出し、スタッフ面談 NTTで電話番号取得 2月20日から内装工事開始

3月 第1週目 3月7日 愛知県医務課より定款変更の認可
　　　 第2週目 物品購入（※1）⇒3週目に搬送
　　　 第4週目 3月25日保健所検査（院長立ち会い）
　　　　　　　　→4日後の29日開設許可書（保健所）
4月（開業1か月前）
　　　 第1週目 関東信越厚生局へ保険診療の指定申請（月末に講習会）
5月 　　　　　　内覧会＆開業　インフルエンザの届け出

※1： 机やバックヤードの台はニトリで購入しました。医療業界の物品は平均して高いです。ワゴンもエステ業界のものを探すと可愛くておしゃれなものを探せます。医療機器を載せる台だけで10万円もすると、とある先生がおっしゃったので、私のクリニックで使っているエステで使う1台1万5,000円のワゴンをご紹介したこともあります。なんでも、自分で探したり、見積りをとったりするのは大変ですが、リーズナブルなものを見つけるとやったぁ……と楽しいです。

COLUMN

内装費ぼったくり事件

　普通、内装に関しては複数社から見積もりを取ってコンペさせます。物件が決まると、複数の内装業者に実際に物件を見てもらってから設計図を描いてもらい、3週間後くらいに設計図とおおよその内装費を提出してもらいます。そのときに、内装費が高すぎたり、希望に沿っていなかったり、業者さんとの相性が悪ければお断りします。

　が、とある業者さんが、なんと、設計図を描いただけで30万円請求してきました。とてもビックリしていると、「ホームページに記載されている」と説明されました。見積もりを依頼したときには、そのような説明は一切なかったので、お支払いを拒否したところ、何度もしつこくメールが来たため、弁護士さんにお任せしました。弁護士費用10万円……そうでなくても資金が掛かるときに痛い勉強代でした。

　そもそも、開業する際、医師間の口コミで、設計士さんを紹介されることが多いのに、そのようなお仕事をされると、誰からも紹介されることがなくなり、自分のお仕事の幅を狭めているだけなのになぁ……と悲しい気持ちになりました。

7 3つの予約システムを使ってみて ～高いシステムがいいとは限らない

　新規開業クリニックにおいては、患者さんの待ち時間短縮、クリニックにとっては曜日による患者数の波の均等化や、集患のための他院との差別化、などを目的に予約システムを導入するケースが増えています。今やクリニックにおける予約システムの導入率は62％とも言われています。
私のクリニックでは、3つのクリニックでそれぞれ異なる予約システムを取り入れていますが、それらは3者三様です。

　　D社……初期費用　100万円、月2万8,000円　レセコンと連動あり
　　A社……初期費用　 50万円、月3万円　　　　レセコンと連動あり
　　W社……初期費用　 3万円、月5,000円　　　レセコンと連動なし

　D社は私たち医療業界では、使用されている先生が多く、導入してみましたが、費用が高いうえに、担当者のレスポンスが遅く、設定のし忘れなども多かったため、個人的にはお勧めしません。また、A社も王道な予約システムの会社で、担当者の対応もよく比較的リーズナブルですが、細かな設定ができません。

　自費診療に関しては、W社のシステムを使っています。かなりリーズナブルなうえに、担当者のレスポンスが非常に早く、細かな組み合わせが可能です。バイトの医師によって自費診療の施術ができる、できないがありますが、医師ごとに設定できるので、何ら問題がありません。このシステムは、美容院やエステサロンの活用率が非常に高いシステムだそうです。

　備品を購入するに当たり、医療を対象の物品は、同じ品質でも他に比べて値段の設定が高いと分かったので、予約システムもエステ業界のものに目を向けて調べたところ、ヒットでした。本当は誰にも教えたくないくらいのヒットです。そもそも**医療業界を狙ったシステムや物品は高すぎ**です。電動ベッドも王道のT社は高いですが、エステ業界のものに目を向けると

かなりお安く手に入ります。私は、開業前にはエステの卸業者を見に行ったりしましたが、比較するとなかなか面白いものですよ。

ケチ神様

よく、皆さんから「タクシー移動？」と聞かれますが、私は1年に一度くらいしかタクシーに乗りません。歩くこと自体が好きですし、歩きながらセミナーの配信を聞くなど、勉強もできます。

歩くことのメリットを書きましたが、皆さんお気付きでしょうか？そう、私はドケチなのです。ケチゆえになんでも値切りしますし、顕微鏡検査で使うプレパラートは洗いますし、真菌検査に使うズーム液（KOH液）も手作りしようと思ったくらいです。

でも、本当に欲しいものを自分にご褒美としてあげることもあります。我が家のルールとして、『誕生日プレゼントは自分で購入する！』というものがあります。誰かに買ってもらって、そんなに欲しくないものを頂くくらいなら、自分のお金で本当に欲しいものを買おう！……という意図です。夫は私の誕生日には、花束とカードをくれます。正直、花は枯れちゃうからもったいないと思ってしまうけど、ここは夫の優しさに甘えることにしています。

また、夫とおそろいの長財布は1年に一度買い替えると決めていますが、なんと楽天で1,000円のもの!!　たくさんあるカラーのなかで、一年のテーマカラーを選びつつ楽しんでいます。

普段履くズボンも3,000円のものを3本しか持っておらず、洗っては履き、古くなったら捨てて補充する……の繰り返しです。アイシャドウ、これも3つしか持っていません。飲み会には基本行かず、サブスクリプションサービスは毎日行く美容院のみ。トレーニングジムの月会費を払うなら、パーソナルトレーナーをつけます。私は、愛

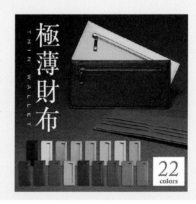

知県出身だからでしょうか？　愛知の県民性はお金を貯めこむことだと言われていますが、偏見とも言い切れない私がいます。

　他にもケチエピソードは尽きません。クレジットカードは2枚持っているのみで、ポイントはフル活用しています。ただし、これには理由があります。カードを多く持ちすぎると、ポイントの把握が難しく、気付いたら期限切れの恐れもあります。皆さんは、割引きやポイント倍増の言葉に流されて、そんなに欲しくないものを買ったりしませんか？　私はしません！　そうです、ポイントはお金と一緒の価値があるのですから……。

　こんな私ですから、クリニックの運営でもケチ神様は健在です。例えば、アレルゲンを特定するview39の血液検査ですが、診療費は手技料や診断料を合わせて16,000円です。ここから検査会社に支払う費用を差し引いたものがクリニックの利益になるのですが、K2社5,300円、M社8,900円、K社9,200円、H社11,000円、L社10,000円（多店舗展開では値引きあり）と、検査会社の請求額はまちまちです。どの会社に検体を出すかで、クリニックの利益は大きく変わるのです。ケチ神様は調査の達人でもあります。

　また、白斑・乾癬・円形脱毛症などの光線療法として使用するエキシマライトの下の台は、純正では10万円しますが、私は自分でサイズを測り、使い勝手のいいものを15,000円で探してきました。

　『マネーリテラシー』とは、お金とうまく付き合うための知識や判断力があるのか、ということですが、「本当に価値のあるお金の使い方をしているのか？」をしっかり判断できるかは、とても大切だと思っています。

第2章

玉城(たまき)の クリニック運営術

1 保険診療主体のクリニック

よく「皮膚科医です」と言うと「美容をやっているんでしょ？ 美容って儲かるでしょ」と言われます。美容皮膚科をやりたい！……という医師はたくさんいらっしゃるようですが、美容皮膚科の場合、どうやって自由診療の患者さんを集めるのでしょうか？ 今は大手が格安で美容医療を提供しているので、よほどTVや雑誌に出るなどして認知度が高くない限り、**美容1本でやっていくのは正直厳しい**、と私は思います。

実は、私のクリニックは**『保険診療がメイン』**です。私は幸い、子どもの診察が好きだったこともあって、レイアウトや院内に置くおもちゃを子ども目線で考え、子どもたちにワクワクを感じてもらえるクリニックづくりを目指しているのです。

大人の患者さんを考えた場合も、皮膚科では、まずは保険診療で患者さんを集めたほうが、集客コストは安くすみます。自費もご希望される患者さんの場合は、自費診療へ誘導することになるのですが、今までやってきた経験から申し上げると、**売り上げの黄金比は保険8割、自費2割**だと思っています。

また、私のクリニックでは、シミのレーザー治療や皮膚科によくあるホクロのCO_2レーザー治療はやっていません。理由は、患者さんがメイクを落としてベッドに横になったり、同意書をいただいたりするのに時間が掛かることや、パウダールームを設置するスペースを確保するくらいなら、一人でも多くの患者さんの保険診療をしたほうが効率がいい、と考えたからです。そこで、シミは外用薬のみで治療をしている私のクリニックは、とてもコンパクトなつくりになっており、パウダールームもスタッフルームすらないのです。

　保険診療を中心にしていることの最大のメリットとして、**保険診療しかできない医師でも雇えるので、バイトドクター採用のハードルも下がる**という点を挙げることができます。よくある話ですが、自費診療をたくさん採り入れてしまうと、代診の医師を探すのにとても苦労します。なぜなら、自費診療の美容ならできるが一般皮膚科はできない、あるいは、保険診療はできるが美容はできないなど、条件を満たす医師が少なくなってしまうためです。

　私のクリニックは、保険診療をメインにしているため、保険診察を問題なくできる先生であればいいので、採用のハードルはグッと下がりますし、自費診療の美容も少し学びたいとお考えの医師には、自費施術も指導できますので、保険8割、自費2割がちょうどいい分配かなぁ……と思っているわけです。

　また、シミができてからでは、治すのに労力もお金も掛かるので、自宅でもこまめに日焼け止めを使ったり、飲む日焼け止めを処方するなど、**紫外線対策の大切さを患者さんにお伝え**もしているので、シミのレーザーがないことにまったく問題を感じていません。

COLUMN

もらって嬉しい開業祝

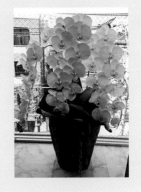

　同僚の先生が開業されたときの開業祝って、何を渡すべきか迷いますよね。私がお勧めするのは、待合室に置けるような子ども向けの絵本や雑誌の定期購読1年分、あるいは、長持ちする胡蝶蘭やバルーンなどで、これらは大変喜ばれると思います。

　ただ、生の胡蝶蘭は1週間で虫が湧きますし、捨てるのも一苦労です。陶器を捨てる際も粗大ごみに出さねばならず、重いし大変なのは事実です。ですから、送る相手

によっては、お勧めしません。胡蝶蘭を選ぶなら、枯れない造花がお勧めです（当院にも置いてあります）。

　ちなみに、私のクリニックの開業6周年記念イベントではお手紙とプリントせんべいを配りました。

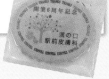

開院6周年のご挨拶

まずは、たくさんある皮膚科の中で、溝の口駅前皮膚科を選んで頂き、ありがとうございます。
今年はコロナウィルスの影響で落ち着かない日々を皆様、送られているかと思います。
当院は、お陰様で平成26年7月1日に開院してから丸6年が過ぎました。
6周年を迎える事ができましたのは、当院にご来院くださった患者さま、
当院を支えてくれるスタッフとスタッフの家族、関わってくださった皆様のお力添えのお陰です。
本当にありがとうございます。
昨年、自由が丘ファミリー皮ふ科を立ち上げ、微力ながら皮膚疾患でお悩みの方の力になれればと思い、診察をしております。
皆様からの、『ありがとう』のお言葉が、励みになり、日々診察を続けていく上での活力となっております。
待ち時間対策や患者さまへの声掛け、対応について気になる点がございましたら、ご意見頂けますと幸いです。
これからも、皆様にお越しいただけるクリニックを目指してスタッフ一同頑張っていきます。
どうぞよろしくお願いいたします。

　　　　　溝の口駅前皮膚科　院長　玉城有紀

2 3つのクリニックの特徴

　私の内装のこだわりは、①スタッフルームはない、②トイレは2つ（スタッフ用＆患者さん用）、③ミニ院長室の設置……です。そして、**3院とも内装の配置はまったく同じ**です。なぜなら、ドクターやスタッフがクリニック間を行き来しても、すぐに勤務に入れるためです。

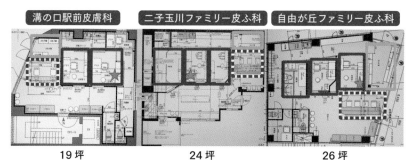

溝の口駅前皮膚科　　二子玉川ファミリー皮ふ科　　自由が丘ファミリー皮ふ科

　　19坪　　　　　　　24坪　　　　　　　26坪
■ 診察室　□ 待合室　□ カルテ室
スタッフルームはない。トイレは2つ（スタッフ・患者さん）・ミニ院長室

　内装に関しては、設計図をまず自分でつくり、業者さんに壁の配置とその長さまで細かく指示を出しました。動線を考えて自分が納得いくように、設計士さんにオーダーしたのです。

　なぜ設計図を自分でつくるのかと言うと、過去にバイトや見学をさせていただいたクリニックの配置を研究し、受付の大きさはもとより、診察室1つあたりの壁から壁の間隔までこだわりを持っているからです。カーテンの取り付け位置は、ドクターがさっと診察室に入れるように、カーテンの隙間を15センチ開けて二枚開きに取り付けてあります。また、受付は作業スペース確保のため、スライドで作業台が出るようにしてあるなど細部にこだわりを持って仕上げています。

　さらに、待合室の椅子はすべて開くようになっており、椅子の中が収納スペースになっています。

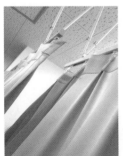
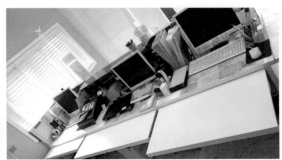

診察室カーテン　　　　受付作業台（スライドで作業台が出てくる仕組み）
（15cm 開ける）

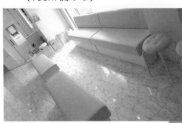

待合室の椅子
（椅子の中は収納できるつくり）

3 なぜ分院をつくろうと思ったか？

　分院をつくることがすごいとは思っていません。私が専門の皮膚科の場合、患者さんに服を脱いでもらって皮膚を診たり、靴下を脱いでもらって足を診ます。この服を脱いだり、靴下を脱ぐということに時間が掛かるので、1院目を開業して患者さんが増えてくると、診療時間内に診察が終わらなくて困りました。それなら医師を2人にすれば問題を解決できるかと、数か月の間、土曜日のみ医師を2人体制にしました。ところが、ボトルネックは患者さんの衣服の着脱の時間であって、2人体制では医師の手が空いているのに次の患者さんを呼び込めないという場合もあって、この体制は非効率なことが分かりました。医師1人で80人診察していたのに、医師2人体制にしても120人がマックスだったのです。バイトドクターの給与を考えると、1人に戻したほうが経営面ではいいとの結論に至り、**医師1人が2つの診察室・3つの診察室を移動して、スタッフが患者さんの呼び込みや問診をする**今のスタイルになりました。

　そして、1院目の患者数が1日120人を超えたとき、医師のキャパを超えて負担が増加してしまったので、2院目の開業を考え始めたのです。

　美容皮膚科ではなく、一般皮膚科がメインのため、1つのクリニックの売り上げには限界があります。そして、私自身は、時間的にも精神的にもゆとりをもって働くためには、週に4日までの勤務が理想です。

　厚生労働省による「医療経済実態調査」（令和元年実施）には、一般的な開業医の平均年収は2,374万円（勤務医1,491万円）というデータが出ています。毎日身を粉にして働き、患者さんが増えて診療に忙殺されても、収入増は微々たるものです。さらに多額の税金を持っていかれることを考えれば、自分の年収は1,000万円以下に抑え、仕事以外の趣味や多くの尊敬できる人と出会う時間に充てるのが理想だと私は考えています。

　ノーベル経済学賞を受賞したあるアメリカの教授が、「年収800万円までは収入が増えると幸福度が高くなるが、800万円以上になると幸福度はさほど変わらない」とおっしゃっていて、私も同感です。あり余るお金で

不必要な物を購入するよりは、今あるお金でどのようにやりくりしようか考えるほうがはるかに楽しいのです。収入が上がると支出も比例して増やしてしまう人がいます。お金のある状態が当たり前になってしまうと、欲求は増えていき、終わりが見えなくなってしまいます。それだと本当の幸せは感じません。だからこそ私は、**万年、年収1,000万円の開業医**なのです。

なぜ、このクリニック経営というビジネスをしているのかを自分のなかで常に問い続け、今ワクワクしているかどうか……その答えは自分のなかにあるので、問い掛け続けることが大切だと思っています。

そして、3つのクリニックは私にとって、3人の子どもです。赤ちゃんがたくさんの人と関わり、大人になって独り立ちするように、クリニックも最初は真っ白で何もできない状態から、たくさんのスタッフや患者さんに関わっていただくことで困難を乗り越えたりしながら、独り立ちしていきます。子ども2人を育てるのは大変だったけれど、楽しいことも2倍あったし、子どもは私を成長させてくれたから3人目もつくろう!!……という感覚で3つのクリニックを運営することになったのです。

4 玉城(たまき)ならではのミニマム経営

今まで私がやってきた取り組みをお話しします。

①**パート中心のクリニックです**……正社員は1クリニックに2人のみです。今は3つのクリニックで正社員が6人、パート21人の計27人のスタッフを雇用しています。これは当然、人件費を安く抑えるためです。私の意見や考えをパートスタッフに伝えるのは、正社員の仕事です。スタッフは40代が8割で30代は2人しかいません。**子育てを終えた主婦がメインスタッフのクリニックにすることで、お子さんの発熱によるスタッフの急な欠勤などを防げます。**

また、40代のスタッフを雇うもう一つメリットとして大きいのは、**社会・子育て経験があるので、電話応対やマナーを一から教える必要が**

ないということです。むしろ私の方が、スタッフさんから常識を教わることが多いくらいです。

②__3クリニックとも、借金はしていません__……すべて開業は自己資金で賄いました。ただし、これは経営者として褒められることではないと自覚してはいます。ですが、女医が一人の力で、かつ小規模でやるには**無借金経営は心の負担が軽くてすむ**のでお勧めですし、**開業時のリスクを最小減に抑える**方法でもあります。

③__コンサルを入れたことがありません__……第1章でお話ししたように自分の頭と足と手で開業しました。

④__紙カルテを使用しています__……**バイトドクターに電子カルテの入力を教えなくていい**ので、紙カルテを使用しています。

⑤__診察時間終了が早い__……**代診ドクターが見つけやすい**ので、溝の口駅前皮膚科は18時まで、自由が丘ファミリー皮ふ科と二子玉川ファミリー皮ふ科は17時までの診療です。

⑥__3院とも駅近です__……駅から、溝の口駅前皮膚科は徒歩1分、自由が丘ファミリー皮ふ科は徒歩2分、二子玉川ファミリー皮ふ科も徒歩3分です。ちなみに、**急行が止まり、2路線が入る駅にしたのは、代診ドクターが見つけやすい**からです。

⑦__レーザー治療の施術はしていません__……皮膚科開業というと、CO_2レーザーや、シミ取りレーザーは当たり前と思っておられる先生も多いでしょうが、敢えて採り入れていません。レーザー治療を入れると自費治療のできる先生を採用しないとならないので、レーザーは持っていないのです。幸せなことに、私自身、シミができたことがない人生を送っており、レーザーに頼らずとも、スキンケアとビタミンCローション・ハイドロキノン・トレチノインの外用のみで十分きれいになると確信しているからです。その代わり、保険でできる光線治療（小型のエキシマと全身型のナローバンド）を持っています。

⑧__採用面接をスタッフが行い、バイトドクターの評価もスタッフが付けています__……エキシマ・軟膏処置に関する統計を出し、バイトドクターに

毎月フィードバックしています。また、クリニック新聞、インスタ運営もスタッフが担当しています。毎月のスタッフ会議資料のみ玉城自らが作成し、ときどきアンケートも取っています。**医師が日ごとに変わるので、患者さんへの対応がそのたびに異ならないよう、補助スタッフが呼び込み・問診・薬の説明すべて行うシステム**を採っています。

⑨**クリニックの開業地は足で探す**……親しくさせて頂いている、新宿駅前クリニック院長で、作家でもある蓮池林太郎先生も次のようにおっしゃっています。「どうしてマンションを買うときは現地やその周りを見てから熟考して購入するのに、自分が長く勤務するであろうクリニックの場所をコンサル任せにするのか」と。そのとおりです。私もお気に入りの土地を見つけては、駅の近くを歩き、ピンときた空いているテナントを見つけては電話をします。でも、実は、私のクリニックは、ほぼ一目ぼれなのです。テナントの前を歩いた瞬間、「ここだわ!!」とビビッときます。まるでテナントに呼ばれたかのように……。入口に立った瞬間に、「ここなら勝てる!!」という何とも言えないワクワク感に襲われるのです。3つのクリニックの開業地はどれもそんな直感を信じて決めました。

⑩**グーグル・スプレッドシートでシフト管理をしています**……運営するクリニックが3院に増え、各クリニックを兼務するパートさんが多くなったときに、グーグル・スプレッドシートを用いてシフトの管理・共有をするようになりました。このおかげで誰がいつシフトに入っているのかを、私がどこにいても簡単に把握できるようになっています。それまでは、各クリニックがそれぞれでシフト表をつくっていましたが、私が作業を頼みたいときに、そのスタッフが出勤しているかどうかが分からず困ったため、携帯でもすぐに確認できるグーグル・スプレッドシートに変更したのです。これでシフト管理がいつでも誰でもできて、各段に楽になりました。

5 開業希望歓迎のバイトドクター採用

通常、紹介会社経由のバイトドクターが多いと思います。しかし、私のクリニックは違います。実は当院のホームページには、こんなサイトがあります。

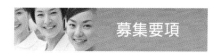

開業するよりずっと前に、バイトしていたクリニックで、採用面接の際に「君は開業しないよね!?」と念を押されたことがあります。そのときは、まったく開業する気がなかったので、「ないです！」と答えました（笑）。医療の世界でよくある話ですが、開業したいドクターを雇用することを嫌う先生は多いのです。

私のクリニックは開業をしたいドクターをウェルカムにしているので、開業前に修行として働きたい医師が勤務されることがよくあります。なぜ、私のクリニックでは認めているのかというと、そういう医師はやる気もありますし、自費治療の習得にも積極的なので、短期間でも勤務していただけるとありがたいのです。

また、形成外科の医師が皮膚科も学びたいという場合も受け入れています。なぜなら、形成外科を標榜して開業しても、現実には皮膚科の患者さんが多く受診されるという事情から、形成を専門としている医師の勤務希望者は多いので、採用がしやすいのです。そういった**医師の学び・研修**の場として、たくさんの患者さんがいらっしゃる私のクリニックを提供できているのかなと思っています。

ホームページにある採用サイトには、当院で勤務した後に開業した医師のクリニックのリンクを貼ってあったり、開業前に当院で勤務してどう思ったか（メリット）をインタビューとして載せています。ホームページの採用サイトの内容を少し紹介します。

当院で働くメリット

メリット❶ 医師が診療に専念できるような環境づくりに取り組んでいます

当院では、医師が診療に専念できるように、スタッフが薬の塗り方を説明します。医師の指示や患者様の要望など、相互に対してクリニック全体がチームとしてスピーディに動いて治療していることを強く実感できます。

メリット❷ 開業について学べます

当院では、開業検討中のドクターも募集しています。特に皮膚科女医の開業にあたっては、とてもいい環境がそろっていると思います。若いときは、バイト先は楽に見つけられると思いますが、実際、50代以降になると外勤として採用されづらくなってしまうのが現状です。

もちろん開業しなくてもいいのですよ。でも、経済的自立とゆとりある生活を確保したいなら、皮膚科女医は開業したほうがいい!!!と思います。

もし、開業したいと思われた場合、当院で診察をしながら同時並行で開業準備もできます。早い方では1年程度、平均して2〜3年で、クリニック経営のあれこれを体得できると思います。当院は100時間程度のスタッフ教育、および開業時や開業後の細かな注意点などもマニュアルとしてお渡しできます。

場合によっては、分院長をして実際に経営体験をされて学ばれてから独立することも可能です。マネジメントや開業場所の立地の相談も含め、玉城総院長がすべて相談に乗らせていただきます。

また、当院にはクリニック開業の成功率を上げる支援制度があり、エリアがかぶらなければ、全力で応援・サポートさせていただきます。

★当院勤務後開業した先生方のクリニック

- 天王町駅前皮膚科・アレルギー科
  （http://www.queens-sq.or.jp/tennocho/）
- わたなべ皮膚科（https://watanabe-skin.jp/）
- 宮田胃腸科内科皮膚科クリニック（https://miyata-clinic.com/）
- 太田皮フ科クリニック（http://ota-skin-clinic.com/）
- ゆめが丘ファミリー皮ふ科
  （https://www.yumegaoka-family-derma.com/）

★開業した先生のインタビュー：
ゆめが丘ファミリー皮ふ科　太田口院長

玉城先生の溝の口駅前皮膚科に勤務後、ゆめが丘ファミリー皮膚ふ科を開業した太田口里沙子と申します。開業前の修行として勤務させていただきました。限られた時間のなかでたくさんの患者様の満足度を上げ、効率よく診察していくことの大変さを痛感し、勉強させて頂きました。

診察室の机まわりの備品や説明書類、スタッフ様への指導などの細やかなシステム化はもちろんのこと、ホームページ、予約システムの流れなど、実施経験しないと分からないことや開業に関して必要な知識をたくさん玉城院長に教えて頂きました。

未だ吸収しきれないまま卒業していく感じですが、今後も引き続き身を引き締め勉強していく所存でございます！

メリット❸ チームワークが良く働きやすい環境

すべてのスタッフがクリニックの理念をもとに笑顔で毎日の業務に取り組んでおり、とてもチームワークが良く働きやすい環境です。接遇対策にも取り組んでいます。

メリット❹ 勤務時間が短い！

自由が丘ファミリー皮ふ科は平日17時までの受付時間、二子玉川

ファミリー皮ふ科は、月曜日と金曜日は17時までの受付時間です。
ママドクターが勤務しやすい時間帯となっております。

　ドクター採用に関しては、医師紹介会社の登録もすべてしていますが、
実は、自院のホームページ経由で採用に至った医師がかなりいらっしゃい
ます。直接の応募ですので、やる気のある先生が多いです。以前、ある方
に「先生はどうして当院で勤務しようと思われたのですか？」とお伺いし
たところ、「皮膚科専門医をとったので、美容専門クリニックだと知識が
活かせないので嫌だったけど、ここなら一般皮膚科ができると思って応募
しました」と言われました。女性で、午前のみのお仕事を探されていたので、
マッチしたのだと思います。

COLUMN

分院長ってポジション最高説

　ここまで読んで、皆さんは「開業めちゃくちゃいいじゃん！」って
思ったでしょうか？　いやいや、本当に最高にいいのは、実は分院長
なのでは？と思ったりもしています。なんといっても、医師に加え
『院長』という社会的地位がもらえて、患者数が少なくても給与は保
証されるし、集患もしなくていい！　社会保障も病院負担ですし、ス
タッフトラブルにも関与しなくていい……と最高のポジションです。
　私は、自分に試練や負荷を与えるのが大好きなマゾ体質で、現在の
総院長という苦労を伴うポジションに満足しています（現に今は、2
か月でどこまで開脚ができるかチャレンジ中で、1か月で20センチ
開脚が広がったことに喜びを感じているほどです）。でも、そんな人
間は少ないのではないでしょうか？
　開業しない（分院長に留まる）一番のメリットと言えば、人間関係
（スタッフ・バイトドクター・患者さんのクレーム）に心を痛めるこ
とがない……ということにつきます。マイルールを持っている人間
が、一つのクリニックという組織で上手くやるには、勤務中だけはマ

イルールではなくクリニックルールで過ごさなければなりません。ですが、勤務中でもこのマイルールを貫く人間は必ず一定数います。

　このことはスタッフに限った話ではなく、マイルールを突っ走るバイトドクターも存在します。混んでくると勝手に患者さんの予約を閉じようとするばかりか、当院ではやってない治療（医師が代わると対応できない）を当たり前のように行うドクターもいます。その先生が毎日勤務してくれるなら、まったく問題はありません。でも、ある曜日だけという勤務の場合、同じクリニックで治療方針がコロコロ変わると患者さんは混乱してしまいますが、当人はそんなことはお構いなし……。

　あるいは、熱傷の患者さんに対して、処置をするのが面倒だったのか「軟膏塗るとお金掛かるよ、どうする？」と高圧的に言ってしまう医師、患者さんに「私は月曜日しか来てないから分かりません」と当たり前のように答える医師、ステロイドを使いたくないとおっしゃる患者さんに対し「ステロイド使わないと治らないよ!!」と、決めつけて話す医師（ステロイドをどうして使いたくないのか、患者さんに深く聞くべきだと思いますし、別の治療法の提案もできたはずです）……などなど。

　私は、感情的な人間でもないし、スタッフや勤務される医師を尊敬し感謝もしていますが、それでも年に数回、どうにもならない出来事が起こり、ストレスを抱えることになります。私の場合は『肩凝り』という形で表れます。それもかなり強烈です。そうなると、痛み止めにデパス、マッサージ、針、整形外科でリリース（生理食塩水を肩に注入）、ペインクリニックで星状神経節ブロック……、ありとあらゆることをしてみますが、どうにも効きません。ただ、ひたすらストレスが立ち去るのを待つしかないのです。このストレスの対象が『人』であることは本当にやっかいです。男女間や友達なら「バイバイ」と距離を置けばすむところですが、私は総院長、そうもいきません。

　ですが、分院長なら自分で背負わず、総院長に報告すればことが足ります。だから、開業医より、ストレスが天と地ほど違う!!　分院長もおいしいポジションだと言えるのではないかな……とときどき思う私です。

6　バイトドクターの管理の仕方

　たくさんの医師を採用していると、いろいろな方に遭遇します。連絡もなく遅刻してくる医師、上から目線で態度のでかい医師、患者さんへの説明ができない医師、美容皮膚科しか学んでおらず一般皮膚科の診察ができない医師……などです。採用する際には、基本的には紹介会社からクレームが入っていない医師であるかどうかと、本人の経歴を確かめています。ですが、残念なことに「皮膚科は誰でもできる」と思われているのでしょうか？　ときどき、麻酔科や精神科の医師からの応募が入ることがあるのです。

　皮膚科の経験がどのくらいあるか分からない医師には、採用前に念を押します。具体的には、次のようなメールを送ります。

　「当院の患者さんはどんな疾患が多いかについて、多くの先生にお問い合わせを頂きますので、参考までにお伝え致します。アトピー性皮膚炎、水いぼ、おむつかぶれ（カビになっていないか顕微鏡で確認必須）、熱傷、円形脱毛症、水虫（顕微鏡必須）、ほくろ（ダーモスコピー必須＆カルテに所見）、脂漏性角化症、掌蹠膿疱症、乾癬皮膚科、これらの疾患の診察は可能でしょうか？　先生のご専門が皮膚科でいらっしゃらないようですので、ご対応が難しいようでしたら他の先生を探しますので、お返事いただけますでしょうか？」

　ちなみに、これらの疾患は、皮膚科医であれば1年目でもできる診察です。この問い掛けに「できます」と回答してくれた医師のみを採用しています。過去に、内科が専門の医師を採用したとき、多少不安な気持ちがあったのですが、皮膚科の診察を、完璧で非の打ちどころなく終えてくださいました。このことから、医師の採用を専門科目のみで決めつけてはいけないと思っています。しかし、内科・皮膚科を標榜されているクリニックの医師でも、実際は正しい皮膚科診察ができない医師も多いので、治療を受けたけれど思うように治らないと来院された患者さんには、内科・皮膚科と標榜しているクリニックは要注意（行かないほうがいい）と、基本的に

は説明しています。

　また、私が不在のとき、バイトの医師を評価しているのはスタッフです。失礼ながら、**スタッフに診察時の医師の評価**をさせてもらい、私に報告するシステムをつくって、バイトドクターの管理をしています。

	Dr.
遅刻はなかった （遅刻があった際事前連絡はあったか？）	◯
診察終了時間	18：29
診察の早さ	◯
患者への接し方	◯
時間通り診察は進んだか 時間通り診察が進まなかった原因があれば記入して下さい	・感じの良い先生でした。 患者さんにも丁寧でもう いらないと思っても出せない ステロイドもダラダラ出さずに終了 して下さいました。
① エキシマ 4 人に1人 ② 軟処置 62 人に1人 細菌培養はしたか	
① ②について手紙を渡したか　　Yes ・ No	
PC日計表のTotal人数（ 62 ）人	

	Dr.
遅刻はなかった （遅刻があった際事前連絡はあったか？）	◯
診察終了時間	18：22
診察の早さ	◯
患者への接し方	人によっていい時と冷たい時がある。
時間通り診察は進んだか 時間通り診察が進まなかった原因があれば記入して下さい	冷たい感じがする カルテに病名書かずに補助に書く ようにふってきた 再読の患者さんで他のDr.の時、薬塗 られてて痛かったので、今日は痛がれ 大丈夫ですかと聞かれた。
① エキシマ 7 人に1人 ② 軟処置 0 人に1人 細菌培養はしたか	
① ②について手紙を渡したか　　Yes ・ (No)	
PC日計表のTotal人数（ 75 ）人	

医師の評価

病名登録、いろいろつけるのやめて‼

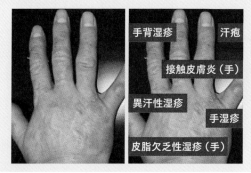

手背湿疹　　汗疱

接触皮膚炎（手）

異汗性湿疹

手湿疹

皮脂欠乏性湿疹（手）

　左のような症状の患者さんが受診され、ステロイド軟膏とヒルドイドソフトを処方した場合、病名をなんと付けるでしょうか？

　診察した医師によって、病名登録は

バラバラです。これだと入力スタッフも困りますし、病名の抜けがあると困ります。そこで、開業3年目からは病名登録は医師がするのではなく、スタッフに任せることにしました。

　この薬にはこの病名……とルールをつくることで統一することができました。この取り組みは、副効果として、医師が診察のみに専念できる環境をつくり上げることにもつながったのです。

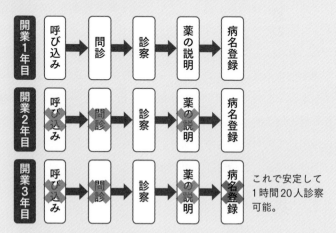

これで安定して1時間20人診察可能。

　また、私のクリニックは紙カルテを使用しているのですが、そのカルテの頭書きは患者さんご自身に記入してもらっています。私にもカルテの頭書きはスタッフがするものという固定概念があったのですが、名前や住所を書き間違えてしまうこともあります。それならば、いっそ患者さんご本人に記入してもらえば間違わないし、スタッフの手間も省ける、まさに一石二鳥だと考えました。

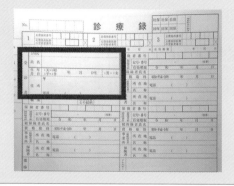

7 　分院展開リスクにどう対応するか？

　分院展開のリスクとして『分院長が独立してしまう』という不安があります。管理医師がいなくなるとクリニックが成り立たないので、分院長の急な独立に対する不安は当然です。対策として、**スタッフが一丸となり院長をフォローし、分院長が働きやすい環境を提供する**ことが大切です。また、クリニック経営で院長が最も頭を悩ませるのはスタッフのことです。そのため、私のクリニックでは、スタッフ同士のトラブルへの分院長の介入は不要としています。また、スタッフ教育や採用に関する業務や、業者とのやり取り・交渉も不要です。**余計なストレスをかけず、診察のみに集中できる居心地の良い環境を提供し続ける**ようにして、分院長職を続けようと思っていただけけたら幸いです。独立をされる場合、もちろん検討の余地はありますが、その医師に私の分院をそのままお渡しするのもありかと思っています。

　私は34歳で開業しましたが、若いうちに開業に挑戦できたことは重要なポイントでした。開業は出産と同じくらい体力と気力を必要とします。そういう意味では、分院長をお任せするなら40代後半の医師が最適と思っています。50代になってから開業というリスクを負うのは厳しく、万が一失敗した場合、その後の人生に若いころより大きなダメージを与えてしまいます。さらにクリニックが軌道に乗ってからの期間が短かくなってしまうため、**開業するなら、できるだけ早く**をお勧めします。

8 　固定費を抑える努力をする

　経営において最も大事なことの一つが、支出を抑えることです。患者さんが多く来院され、収益が出ているからと安心せずに、支出を見直すとさらに利益が増えます。

　私は開業するときのルールとして、家賃は坪25,000円までと決めていました。皮膚科は一般的に30坪が理想と言われるなか、なんと、溝の口

駅前皮膚科は19坪という**極小での開業**です。これこそ固定費を減らせた最大の要因です。

　家賃以外に大きなウェイトを占めるのが人件費です。私のクリニックでは、正社員は1つのクリニックに2人のみ、残りはパートで年齢は40代がメインです。40代を積極的に採用している理由としては、子育てを終えた主婦層を採用のターゲットにしているからです。40代の多くの方が、以前、何らかのバイトや正社員として仕事をされており、患者さんへの対応や電話の掛け方を教える必要がありません。以前、20代の方を採用したとき、電話応対から教えることになり苦労しました。今は、LINEで要件をすませてしまい、友人や彼氏の電話番号を知らない若者が増えています。このような世代の方に電話対応を一から教えるということは、指導係の負担になってしまいます。また、私のクリニックはお子さんが多いので、子どもの扱いに慣れている40代は最高だと思っています。

　一般的に人件費率は30％程度に抑えたほうがいいと言われています。**正社員を減らすことで私のクリニックの人件費率は25％で抑えられています**。スタッフ9.5％・医師14.7％⇒合計24.2％です。

　固定費は一度減らすことができれば、節約の効果がずっと続くので一度見直してみてくださいね。

9　クリニックに事務長は必要か？

　幸いなことに、私のクリニックでは、事務作業は優秀な正社員に振り分けられているので、私の雑務はあまりありません。自分が発信する言葉を大切にしたい私は、一つの物事が人を介することで意図せぬ方向で伝わることを好みません。だからこそ、私のクリニックに事務長は必要ないのです。

　ですが、私も開業3年目から妹を事務担当として採用しています。妹がしていることは、助成金の申請、ドクターのシフト管理、売り上げを銀行に入金する……などです。クリニックには出勤はせず、スタッフさんと顔

を合わせることもないですが、裏方の仕事をしてもらっています。よく、開業医あるあるで、【事務長横領!!】があることは皆さんも噂話で聞いたことがあると思います。実際、信頼していた事務長にかなりの金額を抜かれている開業医はとても多いです。だから、**身内に金銭周りは任せたい**と思っています。

10 職場のストレスの原因は？

職場のストレスのなかで、多くを占めるのは対人関係（パワハラ・セクハラ含む）です。とは言え、人間関係のストレスは仲良くなるからこそ生まれるものです。距離が近くなれば、必ず愚痴が出ます。仲良くなることを否定はしませんが、私は相手を大切に思うからこそ、**スタッフとの間には、適度な距離を置いています**。『必要以上に仲良くなる必要はない』と考えているのです。なぜなら、女性同士は感情のもつれが男性より激しいことがあります。感情が先走ってしまうと修復するのがとても難しく、もつれた糸をほどくことはとても大変です。

聞きたくない情報をシャットアウトすることも、経営者のメンタルを保つためには必要だ、と私は感じています。それが最終的に、全体のほどよいバランスを保っているのだと思います。

COLUMN

看護師採用について

クリニックでは、看護師さんもスタッフさんも女性であり、どの仕事を誰がするかをしっかり取り決めていれば問題ないのですが、看護師とスタッフの仕事の線引きをあいまいにしていると、手が空いたときにお願いした業務を看護師さんには断られる可能性もあります。

また、現在の契約書には、退職の意向は2か月前には示すように記載してありますが、雇用者より被雇用者の権利が強く、急に辞めるスタッフさんも多々いらっしゃいます。看護師さんの場合、有資格者で

あるがゆえに、急に辞められたときには、そのお仕事を医師が負担することになります。さらに、当然、スタッフさんより時給も高いですし、パートではなく正社員を希望される方が多いです。そうなると、ボーナスや社保加入なども発生し、人件費が大きく変わってしまいます。

　診療科によっては看護師さんを雇わないのは無理と思っている方は、その仕事が本当に看護師さんじゃないとダメな仕事なのかをよく考えてみるといいでしょう。

11 理解に苦しむ女の世界

　そもそも上司に何か指示されて、「はい」と素直に言ってくれる人間は少ないと思います。また、「はい」と答えても、心のなかでは、「また作業が増えた」と思われているかもしれません。私は几帳面なので、悪く言えば細かいので、外来で診察をしながらも、現場ではスタッフさんに多くを言いたくなってしまい、「面倒だ」と思われているかもしれません。ですから、あまり職場に顔を見せず、ときどき仕事をお願いするくらいの適度な関係がいいのだと本気で思っています。

　とは言え、自分が女性ならではの悩みがあります。女性院長が女性スタッフに注意すると、「それは誰から聞いたんですか？　私じゃありません」と泣かれたり、過去には、不仲なパートスタッフ同士に「あの人とは同じ日にシフトに入りたくない」とごねられたり、何か気に入らないことがあると「先生は私に辞めてほしいと思ってるんでしょ！　辞めてやりますよ」と朝の時点でいなくなったり、「私は院長に評価されているのでしょうか？」と長い長いメールが来たり、「今住んでいる家の家賃が８万円で、かび臭い家なので、ここに住み続けると私に重大な健康被害が及ぶ危険があるので、引っ越し資金＆家賃補助をください」と意味の分からない嘆願書を出してくるスタッフがいたり……。

　女性は感情をそのままぶつけてきがちなので、私は、**回答は文章**で行い、気持ちを逆なでしない文章づくりに努め、見直してから渡すようにしてい

ます。さらに、形に残してトラブルを避けるために、すべて**文章での返信を求めています**。

　実は、私は、スタッフさんと食事やお茶や忘年会をすることを好みません。男性経営者と違い、同性だと、仲良くなりすぎるのはどうかと思いますし、女性同士ならではの人間関係の難しさを感じているからです。

　女性脳は、ひどい・つらいといったストレスを感じる感情を、男性脳の何十倍も強く感じ、何百倍も長く残しているそうです。その感情に対し、共感をしてもらうと感情が沈静化されると分かっているので、女性に合ったクリニックの仕組みを構築しなければいけません。男性と女性では思考が違います。一般的に男性は論理的に思考することが得意だと言われています。一方で、一般的に女性は共感力が高いと言われています。そのため、**女性に対して、論理的に物事を伝えても反発されてしまうのは、よくある**ことです。開業してスタッフを採用する立場になり、女性の思考法を真から理解できるようになりました。

　また、常に気を付けているのは**何事も人のせいにしない**ということです。スタッフが間違えたことをしても責任はすべて私にあり、外勤ドクターへの患者さんのクレームもすべて私が引き受けています。また、『結果がすべて』と思っていますし、仕事において結果を出すことはとても重要なことです。ですが、女性は、結果よりプロセスや周りの人間関係を重要する傾向があります。そのため、女性スタッフの結果には出ない「頑張り」や「成長」を評価することで、スタッフの定着率やモチベーションが上がっていくのではないでしょうか。

　「経営者がぶれないことが大事」私が常に心していることです。

12　スタッフへの権限移譲

　多くの会社社長は秘書を持ち、スケジュール管理や書類づくりをしてもらっていると思います。運転手の後ろに座った車の中で、自分の仕事をしているかもしれません。大きい企業になれば、マーケティング部、経理部、

人事部など部署も多岐に渡ります。社長が契約書を作成、コピーして、スタッフに手渡すこともないでしょう。でも、大病院でない限り、クリニックには部門担当者がいません。大学病院の勤務医から独立して開業医になると、やることの多さにびっくりします。

　開業直後はとっても暇なので、自分でやっても成り立つかもしれません。そもそも医者は性格的になんでも自分で抱えがちなところがあります。けれども、今は余裕があるとしても、将来に備えて徐々に業務の一部を手放していくことをお勧めします。『経営者はいろいろなことをやらない』これ大事です。

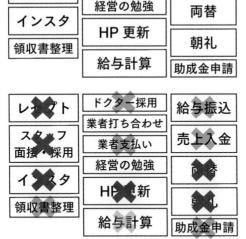

←開業して１年目は、この雑務の多さに疲弊しました。

そこで、

←赤はスタッフ、薄ピンクは社労士、グレーは妹に業務を振り分けました。

開業当初はさまざまな雑務を自分一人でこなしていましたが、限界を感じて、開業２年目からは妹を経理として採用し、徐々に業務を手放しました。男性医師だと奥様がこのお仕事をされる方が多いのでしょう。

不得手な業務はストレスと疲労を倍加させます。この8年間で、誰に何を任せればよいかを学びました。結果として、今では**経営（プロデュース）に十分な時間**を割けるようになり、負担が劇的に軽くなり、ワクワクする毎日を手に入れています。

13 担当スタッフがポップや新聞、インスタ運営

自由が丘ファミリー皮ふ科にいる正社員の方にポップづくり、クリニック新聞づくり、インスタ運営をお任せしています。さすがに、通常の業務時間内にお願いするのは無理があるので、その方には、週に1〜2日の作業日を設けてあります。

方法としては、私がつくってほしいものをリストアップして頼むのですが、クリニック新聞は自発的に作成してくれるため、その方は非常にありがたい存在です。彼女は私の意図をくみ取る能力が高い方なので、ずっと在籍してもらいたいと願う人物でもあります。

正社員はクリニックを守ること以外に、インスタ・ストーリーアップやLINE＠で自費の10%offクーポンやお知らせを流すこと、ホームページに間違いがないかチェックすること、トラブルがあったときに玉城に報告すること、自費の売り上げをアップする方法を考えること……などなど、さまざまな役割を担っています。

14 玉城（たまき）不在でもスタッフが育つ仕組み

❶ 物の置き場所を決める

私は自分の時間価値を最優先しているため、私が不在でもクリニックが回るように、基本的には運営を自走化しています。つまり、私がクリニックにいなくても運営される仕組みをつくっています。

その仕組みの一つとして、3つのクリニックの診察室は物の置き場所がすべて決まっています。ホチキスやハサミといった文房具を片付ける場所

などに、すべてにラベルシールが貼ってあるのです。理由は、物を探す無
駄な時間をつくらないためと、スタッフが3つのクリニックを行き来して
も困らないためです。

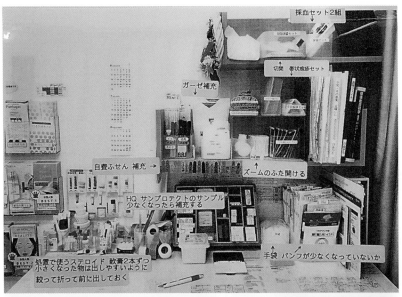

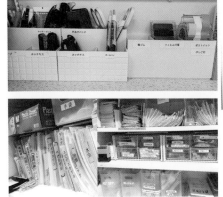

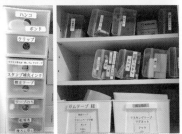

　ちなみに、実は自分の家の中の物の置き場も決まっていて、ラベルシールをフル活用しています。私の自宅はモデルルームのようにあまり物がありません。不要な物は常に捨て、私がいない日でもどこに何を片付けたらいいかが、一目で分かるような仕組みをつくっています。クリニックも自宅も、ラベルシールで効率よく探し物ができるように工夫を凝らしているのです。

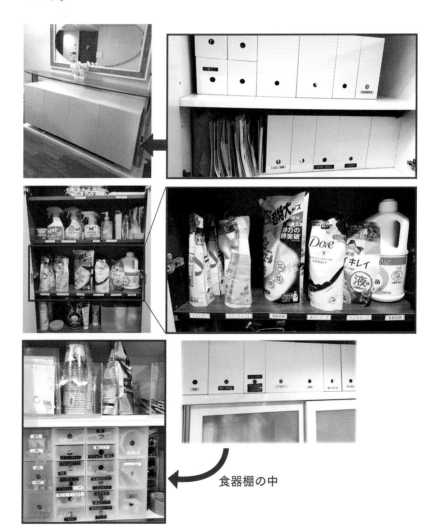

食器棚の中

物の定位置さえ決めておけば、目で見て不足しそうな物だけを購入し、またそこに置くだけで**切らしてしまうことも余分な物を買うことも防げる**ので、非常に効率的です。

　このシステムはクリニックにも採り入れていて、クリニックのガーゼ、軟膏、テープ、処置用品といった物品には、さらに札を付けています。商品が少なくなったことに気付いた人がその札を注文箱に入れ、注文日に箱に入っているものだけを注文し、物品が届いたら再び札をつけて所定の場所に戻すのです。これは**無駄な確認作業を省ける**うえに、**余計な在庫を持たず、物品の買い忘れもない**というメリットづくしの方法です。

❷ 徹底したマニュアルづくり

　私は何より『自分が把握できていない』『誰に注意したらいいか分からない』という状況が好きではありません。なので、私がやり残した作業を見つけたとき、どのスタッフに声を掛ければいいかが明確にしてあります。例えば、カーテンに付いたボールペンを消す係まであります。

　これらの作業は、YouTube に研修動画としてアップしているので、当院で勤務されるスタッフにはその動画を見てもらっています。オートクレーブのかけ方、患者さんの呼び込み方、ソファの掃除の仕方、ドアノブの掃除の仕方……など、細かいことまでマニュアルがつくってあります。これは、**各々がマイルールで行うのを防ぐ**目的です。

毎月確認してください

当番名	6月	7月	8月	9月	10月	11月
	外村	小笠原	松本	山田	栗谷	
カルテの在庫（2号紙、自費1・2号紙）	〇					
診察券の在庫	〇					
緑の封筒の在庫	〇					
アイコールチラシの在庫	〇					
絵本	〇					
ガチャガチャ中身なければ玉城先生へ	〇					
アイコールの休日設定（翌月分）	〇					
自費の在庫数の確認	〇					
待合の壁の掃除	〇					
エアコンフィルター掃除						

★カルテ・・・注文から届くまで1か月
★診察券・・・　　〃　　　1か月
★緑の封筒・・・　〃　　　1週間
★アイコールチラシ・・・〃　2週間

当番名	1月	2月	3月	4月	5月	6月
シンクのネット交換（月2回）	1・15	1・15	1・15	1・15	1・15	1・15
三角コーナーネット	カルテのほこり					
スポンジ交換　芳香剤取り替え						
パイプユニッシュ・泡洗浄(週1回)						
カーテンのボールペン消し						

当番名	7月	8月	9月	10月	11月	12月
	松本	山田				
シンクのネット交換（月2回）			1・15	1・15	1・15	1・15
三角コーナーネット	〇	〇				
スポンジ交換　芳香剤取り替え	〇	〇				
パイプユニッシュ・泡洗浄	〇	〇				
カーテンのボールペン消し	〇	〇				

掃除もすべて、見逃しがないよう、当番制にして表になっています。

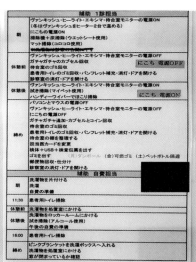

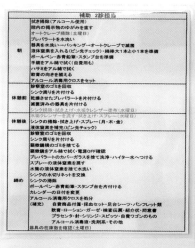

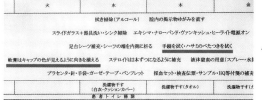

←何曜日に何を洗い
　何を干すかも分かれてい
　ます。

連休前の確認事項

★数日前に確認すること

・備品の注文

連休前の備品発注の日は、なくなりそうな物を多めに発注する。
それでも足りなくなってしまいそう場合は、連休が始まる2、3日前までに発注する。
（注文から届くまで2日以上かかる商品もあるので）
また、業者が休みになるのでその日までに発注する。

・液体窒素の補充日

連休が始まる前日に補充に来てもらう。
休みが長い時は連休明けに補充してもらうように伝える。

・アイコール休診の表示

・休診のお知らせを作る

★休みの前日

朝	・洗濯（小タオルは予備がたくさんあるが、大タオル・白衣・クッションカバーは 　　ないので、次の洗濯日までに日にちがある場合は洗濯する）
昼	・シンク掃除はクレンザーで行う
	・オートクレイプ後、水を捨てる（入れ替えない）
夜	・トイレ掃除（ウォシュレットの電源切る）
	・ゴミ出し（出せるようであれば）

←GWや年末年始前にやる
　ことも、私がいなくても
　スタッフさんがやってく
　れます。

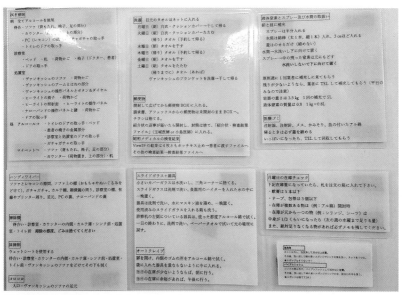

新人スタッフが入ってきたときに分かりやすくするために、すべてをどのように作業するのか書いています。

❸ スタッフによる面接・採用

　私のクリニックは、1クリニックに正社員は2人まで、と決めていますので、現在3つのクリニックで、正社員6人・パート21人の合計27人のスタッフを抱えています。まず、採用面接ですが、すべてスタッフに任せています。開業して2年間くらいは、面接は院長がやるもの！という固定概念があり、私が一人で面接をしていました。

　ところが、初出勤日に「クリニックに来るまでにバスに乗ったら、酔ったので今日で辞めます」という方がいたり、開業当初は玉城自らシフトを組んでいましたが、「あの人とは同じ日にシフトに入りたくない」と女性ならではの発言があるなど、スタッフが増えるにつれて、シフトを組むことさえ難しくなりました。そして、私は、何を基準に人を見たらいいのか分からなくなりました。これでいいのか悩んでいたとき、正社員から2つの提案がありました。一つは自分たちで面接・採用をしたいということ、もう一つはお試し勤務を取り入れてほしいということです。私は素直にこ

の提案を受け入れました。

　それからは、誰かスタッフが辞めたときは、正社員が採用サイトへ募集を出します。次に応募者の履歴書を見て「これぞ！」という方に面接の予約をとります。そして、面接でOKとなれば、契約書も作成します。お試しの2日間（給料は発生）で一緒に仕事をしたうえで、教えてもらったことはメモをしっかりとる、理解度が速い、患者さんへの対応の感じがいい……などを既存のスタッフが判定し、この人なら仲間として責任を持って教えられるという判断の下、新規スタッフとして正式に雇うようにしました。なんとそれ以後、今まで悩んでいたトラブルがなくなりました。

　ただ一つ、私から既存のスタッフに採用でお願いしているのが、**面接時に前職の悪口を言う人は雇わないように**ということです。そして、**このクリニックの仲間に入れたいと思う人を採用するように**とも伝えています。

　この仕組みにより、院長が不在でも、面接・採用のすべてをスタッフたちが行うクリニックが出来上がりました。

❹先輩スタッフが新人スタッフ教育

　新人スタッフさんの教育は、右図のチェックリストに沿って、先輩スタッフから学ぶような仕組みをつくっています。

　よく「経験者を採用しているの？」と聞かれますが答えは「いいえ」です。私は、前述のとおり、スタッフ採用には携わっていません。先輩スタッフは『面接のお知らせ電話を掛けたときの対応の感じの良さ』を基に、採用を決めているようです。医療業界は未経験という方のほうが、先入観がなく吸収も早いので、アパレルなどの接客業をされていた方は大歓迎です。新しいスタッフに1から知識を教えても、辞められてしまうと苦労が報われません。教えるということは本当に労力が要ります。

　ちなみに、補助スタッフ研修は、10日間で終了します。「そんなに早く研修が終わるの？？」と驚かれますが、やる気のある方しか必要としていないので、あえて短期で独り立ちするようにお願いしています。そのためにも、研修中はクリニックでの仕事が始まる前に、前回教えたことをチェッ

補助用　新人スタッフチェックリスト　　　名前

タブレット・充電器・自費ファイルを取りに来てもらい、ニキビの塗り方（VC ローション・プラセンタ注射、メルスモン）の説明を指導係が指導する。その日にチャットワーク登録。
⇒新スタッフは初回出勤日までに、タブレットを見ておく。ニキビの塗り方説明は初日に指導係にチェック受けて、初日から患者さんに説明できるように仕上げてくる。

┌ ↓指導係（正社員）がチェックつける。
│ □白衣、ナースサンダルのサイズを聞き、きれいな白衣があればそちらを渡す。
│ □ナースサンダルは発注。
│ □名札は先生にお願いする。
│ □本採用の契約書・交通費の用紙を作成して記入してきてもらう。
│ □みずほ銀行自由が丘店の口座を作ったか確認。
└ □セコムカード、本体に名前のテプラを貼る。鍵も渡す。セコムのかけ方を教える。

★シフトに入って１０日目で下記の項目を全て完了すること★

		指導係
①	薬の種類の表を説明うける。ニキビの薬の説明する。電話対応マニュアルもらい自宅で読む。ヴァンキッシュ・ヒーライト・エキシマ・ナローバンドの操作説明うける。動画　掃除の仕方（待合・診察室・トイレ）をチェックしてもらう。	
②	薬の種類の表を説明する。エキシマ・ナローバンド操作する（1回目）動画　掃除と器具の扱い（シンク・オートクレイブ・液体窒素）をチェックしてもらう。エキシマ、ナローバンド、白癬、薬の塗り方、アレルギー検査・ピアス説明受ける。	
③	エキシマ・ナローバンド操作（2回目）　ヴァンキッシュ、BBX 説明受ける。エキシマ、ナローバンド・白癬、薬の塗り方、アレルギー検査・ピアス説明する。	
④	ヴァンキッシュ（売り込みもする）・ヒーライト（ヒーライト初回の声掛けもしながら）操作する（1回目）ヴァンキッシュ、BBX 説明する。ヒーライト、リッチCセラム、ボトックス ・UVlock、サンプロテクト説明受ける。	
⑤	ヴァンキッシュ・ヒーライト（ヒーライト初回の声掛けもできているか）操作する（2回目）。ニキビ小テストもらう。ヒーライト、リッチCセラム、ボトックス ・UVlock、サンプロテクト説明する。パース、HQ、遅延型アレルギー・トレチノイン・オンライン説明うける。	
⑥	ヴァンキッシュ（売り込みもする）・ヒーライト（ヒーライト初回の声掛けもしながら）操作する（2回目）ニキビ小テスト提出。パース、HQ、遅延型アレルギー・トレチノイン・オンライン説明する。	
⑦	プロペシア、FR-07、ログイン、パントガール・ダーマペン説明受ける。	
⑧	プロペシア、FR-07、ログイン、パントガール・ダーマペン説明する。スピロノラクトン、ロゼックス、帯状疱疹ワクチン・ピーリングの説明受ける。	
⑨	タブレット返却・自費ファイル返却、接遇の資料をもらう。自費の小テストもらう。スピロノラクトン、ロゼックス、帯状疱疹ワクチン・ピーリングを説明する。	
⑩	接遇アンケートを玉城に提出。自費の小テスト提出。	

↑新人スタッフさんはこのとおりに先輩から学ぶようにしています。

シフトに入って１０日目で下記の項目を全て完了すること★

①	薬の種類の表を説明うける。ニキビの薬の説明する。電話対応マニュアルもらい自宅で読む。ヴァンキッシュ・ヒーライト・エキシマ・ナローバンドの操作説明うける。動画　掃除の仕方（待合・診察室・トイレ）をチェックしてもらう。
②	薬の種類の表を説明する。エキシマ・ナローバンド操作する（1回目）動画 掃除と器具の扱い（シンク・オートクレイブ・液体窒素）をチェックしてもらう。エキシマ、ナローバンド、白癬、薬の塗り方、アレルギー検査・ピアス説明受ける。
③	エキシマ・ナローバンド操作（2回目）　ヴァンキッシュ、BBX 説明受ける。エキシマ、ナローバンド・白癬、薬の塗り方、アレルギー検査・ピアス説明する。
④	ヴァンキッシュ（売り込みもする）・ヒーライト（ヒーライト初回の声掛けもしながら）操作する（1回目）ヴァンキッシュ、BBX 説明する。ヒーライト、リッチCセラム、ボトックス ・UVlock、サンプロテクト説明受ける。

←必ず、翌出勤日にフィードバックをさせて、覚えてきたかをチェックしています。

自費診療テスト　　　名前＿＿＿＿＿＿＿＿＿

☆プロペシア　自費カルテに記載。（　）に一度診察が必要。1回に出せるのは（　）箱迄

☆液体窒素は（　）日開けないとできない。

☆エキシマは週（　）日出来る。エキシマで赤くなったところ、色素沈着になったところは避ける。
　顔は眼鏡をかけてもらい、最大照射（　）までと考える。
　（　）照射から初めて（　）ずつ照射量上げる。

☆プラセンタ注射【（人 or 豚 or 牛由来）】　初回に同意書。献血（出来る or 出来ない）
☆プラセンタ内服（【（人 or 豚 or 牛由来）】　毎回同意書。献血（出来る or 出来ない）注射と併用可。
　　　　　　　　　　　　　　　　　【（　）C で注射 1 A と同じ効果）】

☆UV ロック（飲む日焼け止め）　（　）日効く。塗る日焼け止めと併用を。

☆パースピレックス　手足用・ワキ用の 2 種類の制汗剤【（　）用は吸収がいいので濃度薄め）】
　　　　　　　　　（　）塗って、（　）洗い流さないとカブレますと説明を。

☆FR07【（男性用 or 女性用　育毛剤）】　市販のリアップ濃度は（　）%だが、FR07 は（　）%

☆ロゲイン【（男性用 or 女性用　育毛剤）】　市販のリアップ濃度は（　）%だが、ロゲインは（　）%

小テストもいくつかございます。

クリストに沿って確認します。そして、明らかに練習不足の場合は、「次回のシフト日に再度確認します」とお伝えして、できるまで何度でもチェックします。患者さんにとっては、新人もベテランも関係ありません。患者さんを不安な気持ちにさせないようにと、ご自宅で練習される方はどんどん上達されます。

　やる気のない人に対しては、採用後にこちらから「辞めてください」とは言えないので、職場として甘えが許されない厳しい環境であることを暗に示して、当人から「辞めたい」という言葉を引き出すようにしています。

　具体的な指導の方法は、物の置き方だけでなく、トイレ掃除の仕方・器具の洗い方などすべての作業を動画で撮って新人スタッフに見てもらい、**読むだけでなく耳からも情報を入れるように工夫を凝らして指導**しています。そして、実践してもらって、間違いがないかチェックを受けるというように事細かくマニュアル化しているのです。

　私のクリニックは、受付業務だけをしたいという方には向きません。電

子カルテを使っているクリニックでは、回ってきた処方箋を患者さんに渡して会計すればいいだけですが、私のクリニックは紙カルテですので、レセコン入力・病名登録入力・処置入力など作業は膨大です。「他の病院で受付をしていました」という方が面接にいらっしゃると、その業務量に驚き、逆にお断りされるケースも多いくらいです。

　また、気を付けている点としては、シフトの関係で3つのクリニックを行き来することがあると、採用時に伝えることです。私からすると急行で1駅しか離れていないのだから、たまに行ってくれてもいいじゃないか……とも思っていたのですが、「他院には行きたくない」と言われたことがあったのです。そのころは、採用時に、他院に行くこともあるとは言ってなかったので仕方がありません。それ以降、採用する方との契約書には、ときには他院にいく場合もあることを必須として書き加えることにしました。

　ありがたいことに、最近では当院のスタッフ教育を参考にしたいというクリニックの院長先生から見学の依頼があり、研修を含めお受けしているほどです。

COLUMN

とにかくスタッフが優秀

　患者さんの呼び込み、問診（熱傷は自宅なのか職場なのかを聞く、ほくろや円形脱毛症は大きさを測る、どの薬が何本足りないのか聞く）、薬の塗り方の説明、自費の薬の使い方の説明……すべてスタッフが行っています。

　特にニキビの薬は、使い方や順番がとても大切なのにもかかわらず、その目的や使い方を知らず、前のクリニックで薬だけ処方されて思うように治らなかったという患者さんが来院されることが多いです。

　私のクリニックでは、以下の説明書を使い、患者さんが正しく使えるように、スタッフが何度も声掛けをしています。

　たとえドクターが変わっても、患者さんには変わらない質を提供す

るために、優秀なスタッフをそろえることがクリニック経営の安定につながります。

ニキビの塗り薬の使い方

ディフェリンゲルは毛穴のつまりを取ることにより、初期のニキビにも効果的です。
☆妊娠中・妊娠している可能性のある方には使えません☆
使い始め2週間は70%程度の方で、肌がかさかさしたり逆むけて皮膚がはがれたり、赤みやかゆみがでます。
乾燥や刺激感が気になる方は
①乳液でしっかりと保護する。
②塗る範囲を少なくする。
③1日おきに使う。　というように使ってみて下さい。
使い始めて2週間以降は、肌の乾燥や刺激感はやわらいできますのでご安心下さい。

ダラシンTゲルは抗生剤で、炎症のある赤いニキビに効果的です。

使う順番

朝　ビタミンCローション→化粧水→乳液（ヒルドイド）
　　　→ダラシンTゲル（赤いニキビにピンポイントに）
夜　ビタミンCローション→化粧水→乳液（ヒルドイド）
→ディフェリンゲル（ニキビの周りに塗布）
→ダラシンTゲル（赤いニキビにピンポイントや 赤いニキビの所だけ）

※赤いニキビがなくなっても、毛穴のつまりをとる作用があるので、ディフェリンゲルは塗り続けてください。

ニキビケアにおすすめ！当院のビタミンCローション

ニキビケアに有効な成分として、ビタミンC誘導体があります。よく聞く名称ですが、その特徴と効果をご存知ですか？

100ml　4000円（税抜）
50ml　2000円（税抜）

ビタミンC誘導体とビタミンCの違い

ビタミンC誘導体とは、ビタミンCと似ていますが、異なるものです。簡単にいえば、ビタミンCはお肌に吸収されにくいところがあるので、それをお肌に浸透しやすい形に改良したものが、ビタミンC誘導体なのです。

ビタミンCは、安定性に欠け、酸化されやすいという特徴があります。たとえお肌に塗ったとしても、お肌のバリア機能によって、ほとんど吸収されないのです。一方、ビタミンC誘導体は、角質層への浸透力があり、お肌に吸収された後、酵素反応によってビタミンCに変化します。

ビタミンC誘導体の特徴と効果

ビタミンC誘導体はお肌に浸透すると、メラニン色素の生成を抑制し、色素沈着を防いだり、すでにできてしまったシミやそばかすを、薄くすることができるといわれています。この美白効果の他にも、お肌のハリを保つコラーゲンを増やす働きもあります。このように、ビタミンC誘導体には優れた美肌効果が豊富にあり、近年非常に多くの注目を集めています。

このビタミンCがニキビに良いといわれているのは、抗炎症作用と、皮脂分泌抑制作用にあります。過剰な皮脂分泌で毛穴が詰まってしまってできたニキビも、ビタミンC誘導体を塗ることでよくなり、ニキビができにくくなるのです。

使用期限は一ヶ月を目安にお使いください。

クリニック見学後アンケート

本日はクリニック見学にお越しいただきまして誠にありがとうございます。
クリニックの見学後にアンケートをお願いしておりまして、今後のクリニック成長の為にご見学の感想を率直にいただけますと幸いに存じます。お忙しいところ、恐れ入りますがよろしくお願い致します。

溝の口駅前皮膚科　自由が丘ファミリー皮ふ科　二子玉川ファミリー皮ふ科　総院長 玉城有紀

貴院名　　　　　　　　　　様
お名前　　　　　　　　　　様　　　　　　役職

1. 当院の見学を知人に勧める可能性はどのくらいありますか？
　　　（下記の0～10のうち1つに○をつけてお答えください）
　　　0・1・2・3・4・5・6・7・8・9・10
　　全くお勧めできない　　　　どちらでもない　　　　とてもお勧めできる
　　よろしければその理由もお聞かせください。

2. 当院と御社の違い、当院の改善点をどんな些細なことでも、ご記入ください。

3. 本日の感想やメッセージなどございましたらご自由にご記入くださいませ。

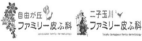

クリニックに見学に来られた方にもアンケートをお願いしてます。

15 経営者に必要な3つのコミュニケーション

❶卸業者

たとえば、例年、在庫が少なくなるのがインフルエンザ関連の薬剤です。**卸業者の方と仲良くしておくと融通がきく**ので、旅行に行った際には忘れずに業者さんには手土産を買います。

卸業者の方も人間です。相手に名前を覚えてもらったり、「いつもありがとう」とミニ手紙をお渡しして仲良くしたりすることで、在庫を回してくれることがあるのです。また、親しくなると、近隣クリニックのプチ情報（あの先生は怖い、あそこのクリニックは流行っているなど）を教えてくれることもあり、特に開業時からずっとお世話になっているあるメーカーの担当者の方には、困ったときにはすぐに電話して相談するなど、非常にお世話になっています。

❷スタッフ

スタッフは「先生はなんでそんなに患者さんに優しいのですか？」と、ときどき私に聞いてきます。もともと怒るという感情が乏しいので、主人とも一度も喧嘩をしたことがない私……。

とは言え、スタッフの家族やお友達、辞めたスタッフにも「優しいし、自分のことをちゃんと見てくれる人」と、認めてもらえて徐々にファンが増えていくことは嬉しいです。私の患者さんへの接し方を一番見てくれているのはスタッフなのです。スタッフに好かれる・尊敬される院長であるべきだと思っています。

それには、院長がスタッフを強制的に服従させるリーダーではなく、**スタッフに感謝するのが院長の仕事**を肝に銘じています。

❸患者さん

患者さんに対して大切にしているのは、**患者さんの『話をさえぎらない』『目を見て話す』『意見を尊重する』こと**です。ただし、これは、友人関係

においても共通する、当たり前のことではあります。

16 集患の極意〜クリニックのファンを増やす

　なぜ、たくさんあるクリニックのなかから自分のクリニックが選んでもらえるのか？　それは患者さんの心が動かされたからでしょう。つまり、期待していたより高い満足度を得られたからなのです。

　たとえば、他のクリニックと同じように、ただ薬だけ処方されるのかと思って来院したけれど、丁寧に具体的な説明があった……それだけでも患者さんの満足度は変わります。集患できていないクリニックは、そもそも患者さんに選ばれていないということなのです。

　とは言え、偉そうなことを言ってはいますが、私のクリニックにもまだ改善したいことは山ほどあります。たとえば、患者さんが病院を変える理由として、「スタッフが冷たい、私語が多いなど、患者さんの対応への不満」と「治療内容への不満」はどちらが多いと思いますか？　断然、「対応への不満」です。では、どうしたらクリニックのファンを増やせるのでしょうか？

　私がファンを増やすためにしていることを挙げてみます。

①**子どもの患者さんがクリニックの塗り絵を塗ってきてくれたらガチャプレゼント**……通院後、塗り絵を家に持って帰って塗って、次の診察時に

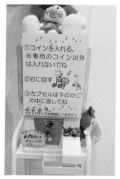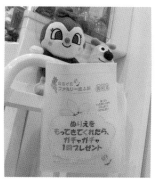

持ってきてもらうことで、当院を覚えてくれたり、子どもがまた行きたいと思ってくれる、という意図があります。子どもの願いは叶えてあげたいと思うのが親心。私も息子に「何が食べたい？」と聞くと「おもちゃをくれる天ぷら屋さんがいい」と言われて、近くの天ぷら屋さんによく連れて行きました。息子にとって天ぷらはおまけ……。でも、この戦略は使わせていただこう！と思い、始めたサービスです。

②**月1でスタッフ会議を行う**……玉城が資料を作り、フィードバックを受けるようにしています。

③**患者さんに向けてクリニック新聞を発行している**

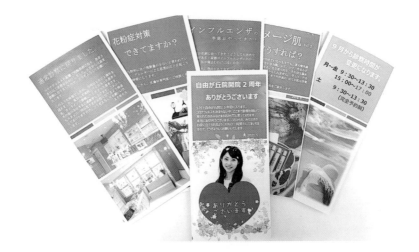

④**お子さんの水いぼには、ペンレス（麻酔のテープ）を貼り、痛みをとってから治療をする**……「今まで水いぼを取られるのが嫌で泣き叫んでいたのに、初めて泣きませんでした」と言われることがよくあります。昔と治療に関しての考え方は大きく変化しています。今のお母さんは、子どもを泣かせない治療を望むのです。

⑤**お誕生日の患者さんにはミニプレゼントをする**

⑥**不定期にワークショップ＆縁日を行う**

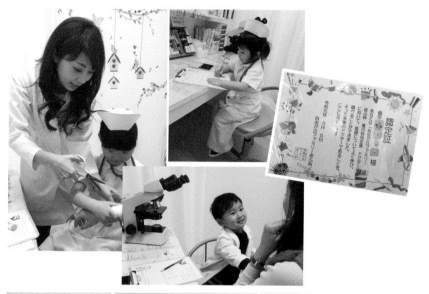

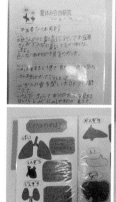
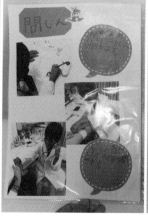
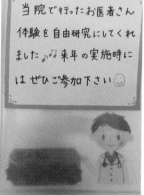

⑦ **紹介いただきありがとうはがきを送る**……患者さんに対して、来院前、来院中、来院後、さまざまなタイミングで戦略がありますが、リピート率を上げる目的で当院が採用している取り組みとして、**紹介いただきありがとうはがき**を送らせていただいています。

このようにさまざまな活動をとおして**クリニックの認知度を高め、私はクリニックのファンを獲得**しています。

けれど、**なにより大切なのは、患者さんに寄り添う心を持つこと**です。「他の病院で治らなかった」と受診されたニキビ治療の患者さんの場合は、治らなかった

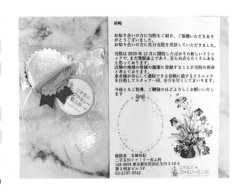

原因は何かを考えます。こういった患者さんの一番の問題点は、治療薬の塗り方を間違えていることや、処方された薬を塗ればすぐに良くなると思っていることです。ニキビに対しては、根気よく治療することがとても大切で、塗り方に関しても細かく指導しています。

また、女医なので安心してくださるのか、女の子が胸や陰部の湿疹に困ってよく来院されます。小学生くらいになると、掻きすぎて汁が出るほど悪化しても、恥ずかしくて親御さんにも言えず、何か月も過ごしてしまうことがあります。最初は、診察を受けることすら抵抗があって、顔を挙げてくれなかった女の子が、何度も丁寧に軟膏の塗り方を説明し、徐々に皮膚がきれいになっていくと、最終的には笑顔が出てきます。そういう瞬間、医師としてとても嬉しく思います。

私のクリニックは、湿疹の光線療法にも力を入れています。美容師さん、ネイリストさん、看護師さんなど、頻繁な手洗いが原因の手湿疹を起こす方が、軟膏や内服薬だけでは回復しない場合に取り入れる治療法です。

「ステロイドを塗りたくない！」とおっしゃる患者さんには、その理由を深く聞き、間違った知識であれば正しながら、ステロイドの良さについても説明します。それでも、どうしてもステロイドを使いたくない方には、他の治療を提案しながら、患者さんが納得する方法を探していきます。

COLUMN

患者さんはどうやって病院を探す？

　あなたが病院を探す場合、余裕があるときだったら、ホームページの口コミをよく確認するかもしれません。でも、風邪をひいて高熱が出て、一刻も早く近くのクリニックを探すとしたら、どうでしょう？通りがかりのときの記憶を探るでしょうか？　開業のチラシが入っていたのを覚えているでしょうか？　誰かに紹介してもらいますか？今の時代、一番多いのは、スマホやパソコンで検索するのではありませんか？

　前述の新宿駅前クリニックの蓮池林太郎先生も仰っていますが、検索して、いかに自院をトップに表示させるかは、今の時代集患の肝になっています。私は、開業しようと思ったとき、真っ先にクリニックのホームページをつくりました。つくり込むのはその後でいいのです。とにかく、1日でも早く、グーグル検索でトップを取れるように、ホームページ担当者と策を練りました。何はともあれ、患者さんに見つけてもらう努力を惜しまないこと、それが重要です‼

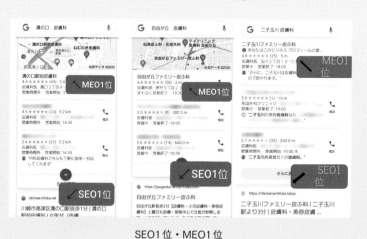

SEO1位・MEO1位

17　マメ子本領発揮〜スタッフ会議の資料づくりは玉城（たまき）自ら

　私が、経営のなかで趣味の一つとしているのが月に一度のスタッフ会議の資料をつくることです。物販では何が売れていないのか、どのクリニックの何曜日は患者さんが少ないのか……など、自分で統計をとることで全体像を把握できるので、この資料づくりは人任せにはできません。どんなに忙しくても、決してスタッフに任せることはありません。また、資料に載った統計をスタッフに示し、この状況をどう思うかアンケートをとるようにしています。この表を見て分かることを述べよ……よく電車に貼ってある、中学受験さながらです（笑）。

　アンケートでは、結果は一目瞭然なので、結果に対してスタッフの感想を聞きたいのではありません。集患を考えるのはプロデューサーである私の役割なので、**患者さんが来なければ私の責任**です。ただし、一度来てくれた患者さんがまた来てくれるかは現場にいるスタッフさん次第なので、**リピーターが減るのは現場で動いているスタッフの結果でもあることを自覚してもらいたい**と思っています。

　私のクリニックは、パートが多数を占めるクリニックなので、スタッフ会議といっても一斉に集まることはありません。私が作成した資料を全員に渡すだけにとどめているので、その後、その内容を活かすのは彼女たち次第です。

　クリニックの方針として、経営者である院長だけでなく、**スタッフにも外部の研修に行ってもらう**クリニックもあります。それは、経営の一部を学んでほしいと院長が望むからです。ですが、私のクリニックは、パート中心で、しかも40代の主婦がメイン。私がスタッフさんに望むのは決して経営的な取り組みではなく、**私が不在の間にクリニックを守ってもらうこと**のみです。

　ところで、玉城がつくるスタッフ会議資料には、統計的な数字のほかにどんなことが書かれているのでしょう？　資料に書かれた内容は、一度読

んでもらっただけでは、いつしか忘れられてしまいます。スタッフさんが入れ替わることもありますので、重要なことは何度でも書くようにしています。その内容を次に紹介します。

①ドクターが補助スタッフに求めていること

医師の意図をくみ取り、行動していく先回り力です。たとえば、医師が「水いぼですね」と言ったときに、水いぼのパンフレットを患者さんにサッと差し出せるか。洞察力が高く、医師がやりたいことを先読みできる勘の良さがあれば、医師はストレスなく診察が進められます。

医師それぞれに診察のテンポや流れがあるので、現場で学んで身に付けてほしいと思っています。

② 患者さんは『口コミ』をとても気にします

やはり第三者の意見はとても大事です。事実、私たちも普段、食べログなどでお店を探すとき、『口コミ』は必ず確認しますよね？　クリニックも同様で、患者さんは、口コミを見て本当にそのクリニックに行くかどうかを決定しています。なので、もし口コミが少なかったり、悪い印象のコメントがあったりすると、やっぱり他のクリニックにしようと思われてしまいます。

では、一体どうすれば、口コミを増やせるのでしょうか？それは、患者さんの期待値を超える『満足度の高い』実体験をしてもらうことで口コミが増え、さらなる集患を見込めるのです。例えば、スタッフさんは、患者さんに寄り添った丁寧な説明をしたり、不安を取り除くために共感をしながら会話をする、受付もファーストコンタクトをしっかりとってマニュアルを超えた対応を徹底し、患者さんにポジティブな気持ちになって帰ってもらう……こういった小さな行動を実践し、積み重ねることで患者さんの期待値を大きく超えることができ、結果として良い口コミをつ

くっていくことができると思います。

　他にも地域向けのハロウィンイベントやこどもクリニックといったイベントをすると認知度が上がり効果的です。

　また、口コミを書いてもらったら、返信も忘れてはなりません。なぜなら、口コミを書いてくださったことへの感謝と疑問への回答をするだけでもクリニックへの印象がだいぶ良くなるからです。地道ではありますが、これらを継続していけば、他のクリニックと大きく差が開きます。

　良くない口コミに関しては、気にしないという考え方もあると思いますが、切り捨てるというより、どのようにすれば満足させられるだろうか、と考えることで、思わぬアイデアが出て、既存の患者さんの満足度がもっと上がることもあるので、ありがたいアドバイスだと思い、受け止めればいいのかなと思います。

18　医師が学ぶべきセールスとは？

　セールスとは、単に『物を売ること』ではありません。私のクリニックで販売している自費の商品は、すべて私が自信を持ってお勧めする商品です。また、患者さんから「この商品を取り扱ってほしい」という要望を受けて、取り扱いを始めた商品もあります。しかし、ただホームページに載せたり、クリニック内に掲示してあったりするだけでは、患者さんは手に取りません。

　いかにその商品が患者さんにとってメリットがあるのか……その説明を医師とスタッフがすることで購買につながります。ときにはキャンペーンをして、商品の認知度を高めたり、サンプルを渡したりします。ネットで手軽に買える商品との違いを的確に説明すると、患者さんの満足度は高まります。ただ患者さんの目に入るようにしただけではダメなのです。

　保険診療だけで改善できることも精一杯しますが、コンビネーション治

療の大切さを説明し、自費商品の必要性をすべてのスタッフが説明できるようにすることで、患者さんが望むゴールに近づけることもできます。ただ自費診療を勧めたり、物を売るのではなく、提案をして**『患者さんの状態を良くするにはどうしたらよいのか』**を考えるべきなのです。

　自費扱いの物品の販売は、クリニックや自分の儲けのためではなく、患者さんのためのセールスであることを常に考えています。

19 名刺は最高のチラシ

　チラシを手に取ってもらうことは難しく、内容を読んでもらうことはもっと難しいですよね。でも名刺なら、自分の宣伝をどれだけ入れても、お渡しした相手に簡単に読んでもらえます。また、「いらない」と、渡そうとした名刺を断る人間はあまりいませんよね。

　昔は、私も名刺に自分のスタンプを押すくらいでしたが、どんどんバージョンアップしていきました。今では2つ折りにした自己アピール満載の名刺で、出身地や犬好きなことなど、小さなことまで書いてあります。下の当初の名刺と現在の名刺を、是非、比べてみてください。

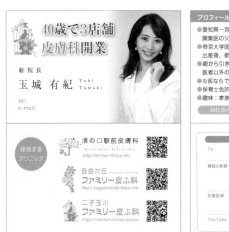
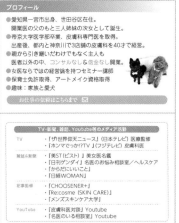

2つ折り名刺表　　　　　　　　　　2つ折り名刺裏

　そして、運良く名刺のなかに相手との共通点があればしめたもの。そこから会話につなげることができます。また、より早く、よく覚えてもらうためには写真が必須です。私自身、たくさんの方と名刺交換した後、「うーん。この方のお顔が思い出せない」と悩む瞬間が実際あります。繰り返しますが、**他人に覚えてもらいたいなら顔写真は必須**だと思います。

　まだ一度しかセミナー講師をしたことがなかったときでも、ちゃっかりとその肩書を入れていました。夢は叶う、どこかで声が掛かる、と信じて名刺配りをしていたのです。

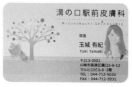
名刺初期1

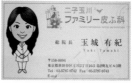
名刺初期2

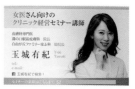
名刺セミナー講師

20　クリニックにおける営業

❶ メディアの露出

　私のクリニックは、メインが一般皮膚科なので、**お金を払って載せる雑誌への広告はお断りをしています**。逆に謝礼を頂ける雑誌やメディアに掲載されたことがありますが、既存の患者さんには喜んでもらえた一方、新規患者の獲得にはつながりませんでした。一般皮膚科であるがゆえに、クリニック周辺に住まれたり、勤められている患者さんしか来ないので、雑誌やその他のメディアに載るメリットを今のところ感じていません。

　広告を出すときは費用対効果を常に考えており、クリニックにはよく「雑誌に載せませんか？」と有料掲載の売り込みの電話が掛かってきます。しかし、私のクリニックは自費診療には力を入れていないので、スタッフが丁重にお断りしています。

　ただし、メディア露出はリクルートでは有利になる傾向があります。ホームページ経由でのドクター採用にはいいのかなと思っていて、今後さらに

分院展開したときには必要になるかもしれません。

❷ 挨拶回り

　開業医の大半は、患者さんが来るのを待つという姿勢です。8年前に溝の口駅前皮膚科を開業したとき、隣駅までの薬局や他科のクリニックに手土産とチラシを持って挨拶に行きましたが、「今時、挨拶に来た先生は初めてだ！　珍しいね」と言われ、可愛がられました。挨拶を大切にすることは父から教わりました。最近では引っ越しをしても隣の家の方を知らないくらいですから、確かに珍しいのかもしれません。私は開業したときは3院とも、1週間ほどかけて、近隣の薬局とクリニックに挨拶に伺いました。

　そして、挨拶と同時にクリニックの強味を説明しました。その数、計40軒。もちろん、会ってもらえないこともあります。そんなときでも、「せめて名刺だけでもお渡しください」と熱意を伝えました。他のクリニックや知らない薬局に飛び込み営業に行くのは恥ずかしいし、つい尻込みしそうになります。チラシを置いてもらえないだけではなく、「この辺りは皮膚科多いから頑張ってよね」と、上から目線で薬局の方に言われ、本当に悔しい思いもしました。それでも、大声と笑顔で挨拶をし続けました。

　実際、その土地で働く他科の先生と直接お話しし、私のクリニックの売り（ママドクター、皮膚科専門医、女医が診察）をしっかりプレゼンすることで、開業後、すぐに数件の紹介を頂けました。これは患者さんが少ない開業当初、本当に嬉しかったです。このおかげで、認知度が低い最初の数か月も乗り切ることができたと思っています。

❸ ネットワークの活用

　2院目開業時は、スタッフの持つネットワークを駆使しました。スタッフの娘さんがバイトをしていたお蕎麦屋さんにチラシを置かせていただいたこともあります。いずれにしても「お願いします」と頭を下げる地道な営業が成功への第一歩なのです。

COLUMN

無料でメディアに出る方法

　まず、メディアに出るのにお金を掛けない理由からご説明致します。私のクリニックは、地域に愛されるクリニックを目指しており、高単価な自費治療を強みにしていないので、遠方からの集客は望んでいないのです。でも、新聞、雑誌、TV などいろいろなメディアに出させていただいています。

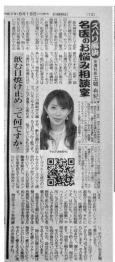

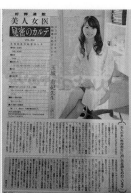

新聞

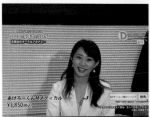
TV

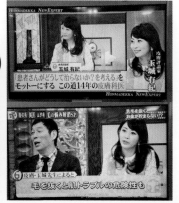

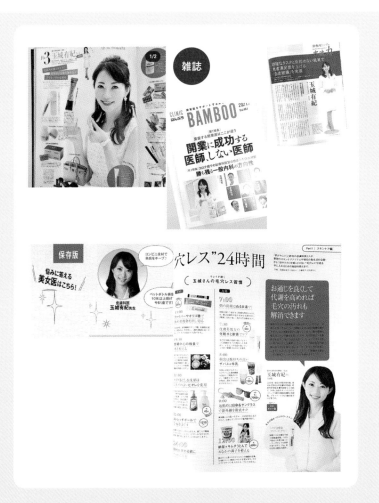

　「どこからお声が掛かるの？」と聞かれますが、どうやら医師監修のお仕事をよく受けているからのようです。メディアの方が、ネットで検索されたときに、私が医師監修した記事をご覧になって、クリニックに直接メッセージやファックスが届き、各媒体に出させていただきました。

　医師監修自体は無料でお受けしているものも多いですが、自分の勉強にもなるからいいかなぁ……と思ってお受けしていましたが、副次的にメディアに出ることができています。

21 流行るクリニックとは？

　開業後に長く流行る要因はなんでしょう？　それは、**地道な営業活動**のほかに、とにかく**丁寧な診察**につきると思っています。私は、どんな患者さんにも全力で向き合い、直接説明をします。先日も診察の際、患者さんから「私は皮膚科難民で、これで５院目だったんです。今までの先生は診察なのにパソコンの方を向いていて、私の髪に触って頭皮をちゃんと見てくれたのは玉城先生が初めてです」と言われ、驚きました。皮膚科医として症状を診る……そんな当たり前のことをしないならAI診察と同じだ！と、同じ医師として申し訳なく思いました。

　ミシュランの星付きレストランを好むように、〇〇大学教授とか東大卒のような肩書が好きな患者さんがおられるのも事実です。ただし、専門医資格を有していれば、一定の診察レベルには到達し、治療方法も大差ないと思います。行きたいクリニックと行きたくないクリニックの差が出るとしたら、それはお客さんの満足度によるものだと思います。つまり、**医師やスタッフのサービス精神やコミュニケーション力**です。**患者さんの満足度を上げることで、口コミの輪が広がり、人気のクリニックになる**のだと思います。患者さんは「口コミ」をとても気にします。やはり第三者の意見はとても大事なんですね。もし口コミが少なかったり、悪い印象のコメントがあったりすると、自然と他のクリニックに流れてしまいます。

　また、私のクリニックでは、接遇にも力を入れており、独自のマニュアルをもとに、院長が気付くことはその都度、スタッフに伝えています。

患者数が多いことが成功？
〜開業コンサルが言わない本当の成功とは〜

　私はコンサルを一度も使っていないと言いました。それは、コンサルに対して次のような点で疑問を持っていたからです。

①流行るクリニックとそうでないクリニックの違いを5つ挙げられるか？
②流行ってないクリニックの原因や改善点を的確に答えられるか？
③何をもってクリニックの成功と考えているのか？
④開業後、ホームページや口コミを見て、何かアドバイスをくれるか？

　たとえば、1日200人の患者さんが来ているクリニックが成功とは限りません。1診制なのか、2診制なのか、そして、医師のキャパを超えていないか……など、考慮すべき点はたくさんあるのです。前述しましたが、溝の口駅前皮膚科は患者さんの呼び入れ、服を脱いでの診察など一連の流れを考えると、2診制でも4時間2人の医師で120人を診察するのが限度だと思い直し、1診制に切り替え、患者数を80人までとすることで、医師の人件費が減って、経営としては利益が出たのです。コンサルはそこまで考えてはくれないと思っています。もちろん、コンサルのなかに優秀な人もいるでしょう。でも、事業を失敗したからといって、コンサルが罪に問われることはありません。痛い思いをするのは医師自身です。
　また、競合が多いのはどう考えているのでしょうか？　その場所は競合が多いからと、開業地として駅近の物件を外すことを勧めていないでしょうか？　私の経験から言えば、自分の強みを打ち出せば、共存または勝つことは可能です。とは言え、競合相手の偵察は必須です。だったら、コンサルは偵察して、レポートにしてくれますか？　私は開業前に必ず競合のクリニックを偵察し、診察を受けないまでも、どんな患者層が多いのか、待合の雰囲気を見て写真をこっそり撮り、掲示物に目を通し、受付の方に「何曜日が混みますか？」と患者さんのふりをして聞き、パンフレットを持ち帰り、そこから自分の強みは何かを検討しました。
　私は開業する前より後のほうが多くの皮膚科にバイトをしに行きま

した。他院の研究をする時間が私にはまず必要だと思ったからです。バイト代を頂きながら偵察するのは、有意義で幸せな時間の使い方でした。バイト先のクリニックに置いてあるパンフレットを持ち帰って、自院用につくり替えてみたこともあります。また、他院の看護師やスタッフの患者さんへの接し方を見て、当院の改善点を考えては、私のクリニックのスタッフに今一度見つめ直してほしい内容を盛り込んだ会議資料としてレポートにしています。スタッフがレポートを読んで、感想を自ら書くことでスタッフ自身が気付きを得られたら……と思っているのです。なので、私はスタッフにあえて疑問を投げかけ、考えさせるようにしています。

　常に院長がいるわけではないからこそ、自主的に考え動けるスタッフが増えました。スタッフに任せることで責任感が湧き、今では私が感動することさえあります。どうしたら自費の商品が売れるのか、策を練り、進んで案を出してくれます。単なるバイトスタッフではなく、クリニックの未来を考えてくれるようになり、そこにやらされている感はありません。

　私が他のクリニックの良いところを見つけてきただけではクリニックは変わりません。**勉強したことをクリニックに持ち帰り、伝え、良いところを真似て落とし込む**ことで、初めて変わることができるのです。

　コンサル料は200〜300万円くらい掛かると思います。コンサルにその金額を払う価値があるなら問題はないですが、私なら自分の頭と足と手を動かして自分のクリニックをつくり上げ、患者さんに慕われ、流行るクリニック経営をしたいと思っています。

1　M.A.F との出会い

　M.A.F とは、関西で耳鼻咽喉科4院、小児科2院、美容皮膚科1院、東京都で消化器内科1院の合計8院を経営する梅岡比俊先生が、2016年に設立された開業医コミュニティです。現在全国から80人以上の開業医が参加され、私にとっては部活動のような存在です。開業医は孤独です。そして、開業すると、今まで見えなかった課題や悩み事が出てきて、相談する人もなく不安に押しつぶされそうになります。が、そんな不安を感じたときも、専門科を超えて相談ができる先輩がそこにはいます。一緒に学ぶ環境のなかで、私の大切な仲間ができています。

　M.A.F に参加される先生方のクリニックには、それぞれに違う特徴があります。私のようにクリニックを子どものように育てるミニマム経営者もいれば、スタッフさんを研修に行かせるなど、学びの場を提供されている先生、忘年会や新年会をしてスタッフ間の協調性を大切にされる先生、理念研修やクレドを大切にされる先生……などさまざまです。それは、各家庭にそれぞれルールがあるのと似ています。いずれが正解・不正解ではなく、お互いのいい所だけを真似できる存在がそこにはあります。

　自分自身の志を土台にそれを共有する仲間がM.A.Fで、クリニックを経営するという意識や自分のクリニックに対する想いがあれば、それぞれの目指す未来を達成できるコミュニティですので、M.A.F に入会すると人生が激変します。プライドや恥ずかしさといった心の壁を捨て、疑問や相談など、とにかく何でも聞いてみると、自分の視野も世界も広がります。孤独な開業医が、普通に生活していれば知り合えなかった先生方とお話しできることで、人脈が大きく広がるだけでなく、己の未熟さを知り、より高い目標を得られます。『それなりに行動はできるけれど、もっと突き抜け

たい！』と思う人に対し、背中を押し、より高みへ導く関わりをしてくれる仲間がM.A.Fのメンバーたちです。

　第2章でお話ししたとおり、私は開業した当初、両替、資料作成、面接など、クリニック運営に関する業務のすべてを自分一人で行っていました。しかし、『権限移譲』という考えを学んだのがM.A.Fで、私以外の人でもできる仕事はスタッフを信じて任せることができるようになりました。「私しかできない」というマインドブロックを外していく意識改革ができるようになったのです。

　また、なによりグループワークで他の先生の悩みを聞き、皆で解決案を出し合っていくのはとても勉強になります。心を開いて自分をさらけ出して自由に考えを発言し、肯定し合える空間は居心地のいいものです。

　そう、自分のクリニック以外で起きていることを学ぶのも院長の仕事なのです。会合は年に4回ありますが、そこで得た知識を、いかに自分のものにするかがカギとなります。私が最も伝えたいことを一つお話しすると、それは、『理解する』と『実行する』は全然違うということです。

　私は『楽しい』という感情が人を動かすと思っています。梅岡先生がおっしゃるように、ただ開業しているだけではもったいないと思います。今は、医学生でも起業する時代です。さらに、開業するだけでなく、一つの枠にとらわれずに生きてみてもいいのかなぁ……と思います。

　慣れ親しんだコミュニティだけで満足せず、新しい世界に飛び込んでみると、きっとまた別の『楽しい』を手に入れられるはずです。M.A.Fのなかにいると、人脈が大きく広がることで、手に入れられる情報量が半端なく膨大になります。そして、自分より先に開業した先生の成功事例を知ることができるので、ここで獲得した知識を実行して、もっと上のステージに上がることができます。私が仕入れる新しい人脈・新しい知識、最先端の情報の多くは、M.A.Fに参加される先生方からもたらされています。

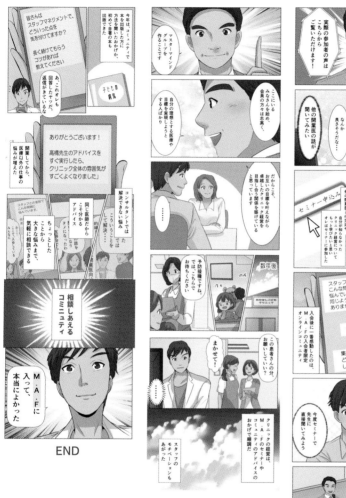

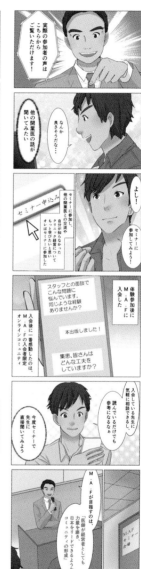

END

START

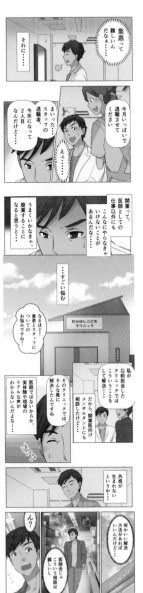
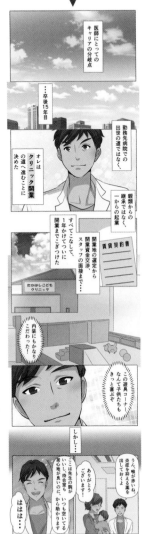

2 とにかく TTP してみる！

　TTPとは、『徹底的にパクる』の略で、あの有名な湘南美容外科の相川先生がよく仰る言葉です。**『成功』への近道にTTPは必須**なのです。また、松下電器（現パナソニック）の創業者である松下幸之助氏も、よく「マネシタ電器」とご自分の会社を揶揄されていたそうです。海外に目を移しても、アップル社のマッキントッシュは、米ゼロックスが開発したものを製品化していますが、創業者の故スティーブ・ジョブズ氏も、「素晴らしいアイデアを盗むことに、我々は恥を感じてこなかった」という言葉を残しています。

　私の3つのクリニックも、私がたくさんのクリニック見学をして、インスピレーションを得て、パクって育ってきました。自分一人で頑張っていても、いつか限界が来るのです。

❶ TTP した取り組み

　私がM.A.Fで学び、参加される先生のクリニックからTTPしたものにはこんなものがあります。

1) クリニック新聞発行
2) クリニック内の壁の上にぬいぐるみを配置
3) 病気を説明するプリント作成（病気を漫画で説明）
4) 診察が終わったお子さんへガチャのプレゼント
5) スタッフへの注意喚起をする張り紙
6) 写真NGなドクターもいるので、本日の担当医紹介はイラストに
7) アイボの導入
8) クリニック見学の医師へのアテンドの方法
9) デジタルサイネージ（スタッフがパワーポイントで自費施術のスライドをつくってくれたので流しています）
10) 機器・自費物販製品の採用
11) 開業〇周年記念のプレゼント

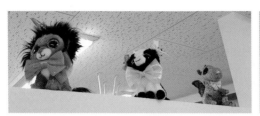

ぬいぐるみを配置

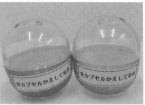

ガチャのプレゼント

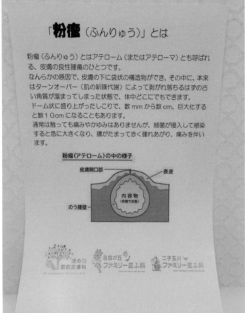

プリント作成

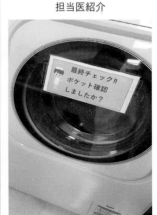

担当医紹介

スタッフへの注意喚起

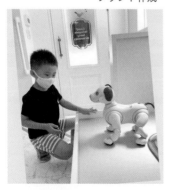

アイボの導入

　4）のガチャは、カプセルが1個30円します。そう、実は中身よりカプセルのほうがお高いのです。『カプセルかえしてね』のシールを貼るまでは、持って帰ってしまう方が多く困っていました。しかし、シールを貼ってからは中身だけ持ち帰る方が多くなり、効果抜群でした。

　また、5）のスタッフへの注意喚起をする張り紙は、よくスタッフが白衣のポケットにボールペンが入っているのに気付かず洗濯機を回してしまい、ダメにしてしまうことがあったので、洗濯機に確認を促す掲示をし、大成功でした。

　10）の機器・自費物販製品の採用については、他のクリニックで実際に売れているものは何かを聞き、私のクリニックに必要かを何度も精査してから採用しています。

❷ TTP しなかった取り組み

　他のクリニックで行っているけれど、私の3院では行っていないこととその理由もご紹介します。

1）理念経営：これは、そもそも私がクリニックの経営理念を持ち合わせていないので、あらためてつくる気になれないからです。

2）誕生日のスタッフにお手紙をあげる：いったん始めてしまうと、止め時が分からないし、スタッフが多くなると管理が大変です。それに、お一人でも忘れてしまうとかえって申し訳ないことになります。

3）忘年会や新年会：私はお酒が苦手です。医局に属していたときも飲み会は嫌で、特に強制される宴会が苦手でした。自分が嫌だったものを人に強制したくはありません。なので、スタッフとの忘年会や新年会はしたことがありません。もちろんビジネス上の会食は積極的に行きますが、私自身は強制参加の会は開かないようにしています。
思い返せば、大学のときも女子が固まって講義を受けたり、一緒にランチするのがどうにも性に合わず、親友が来ない日は独りでご飯を食べ、授業も一番前の席で一人で聴きたい人間でした。いわゆる一匹狼……これが今のクリニックにも反映されているようです。私は女性で

すが、どちらかというと昔から男性脳の持ち主で、共感も求めないし、感情的にもなりません。会話には結論を求めますし、自分に勝つのが好きだけれど、他人との比較はしません。だから、とりとめのないおしゃべりはどちらかというと苦手です。

また、スタッフに対しても、毎日私がいないからこそ伸び伸びできるのかなぁ……とさえ思いますし、コミュニケーションは酒なしでも十分とれるのです。

4) **インカム**：ある先生にお勧めしてもらったインカムを買って使ってみたのですが、「雑音が入る」「耳が痛い」などの理由で、スタッフの意見は芳しくありませんでした。最初から使うことを当たり前にしておかないと、導入が難しいことを実感しました。

5) **スタッフ面談**：パートの方とは月に数回しか顔を合わせないので、面談はしません。お互いに割り切って、仕事に徹してほしいと願っています。

❸ 他のクリニックに当院がＴＴＰされた取り組み

　私のクリニックで使っているパンフレット入れは、採用してくださった先生がいらっしゃいます。

　また、私のクリニックでのスタッフ研修を真似したいというクリニック様には、実際に10日間のスタッフ研修を提供しています。

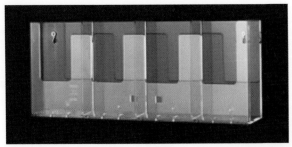

自分で壁に取り付けが可能で、業者さんからいただくパンフレットがきれいに収まります。私は縦4列に並べて壁に付けています。

COLUMN

内覧会ももちろんTTP

　最初に開業した溝の口駅前皮膚科は、駅近ですがコンセプトなしのまま開業・内覧会をしました。結果、内覧会は2日間で15人という非常に残念でさみしいものでした。こんな来場数で、クリニックをやっていけるのかと、とても不安になったことを覚えています。

　2院目の自由が丘ファミリー皮ふ科では、この失敗を活かしてターゲットを子どもに絞り、歯科の内覧会をTTPしました。なぜ歯科だったのか……それは、実際に歯科の内覧会に数回足を運び、そのクオリティの高さに驚かされたからです。普通の内覧会だと、来院した方が、なんとなく中を見て回って終了というケースがほとんどですが、歯科は違いました。その場で予約をとったり、ホワイトニング体験会をしていたりと、スタッフが来場者一人ひとりに医院の特徴をしっかり説明していたのです。

　もちろん、すぐさま歯科の内覧会をしている業者さんに電話しました。でも、1日100万円ととっても高額！　そこで、なんとか自分でできないかと考え、バルーンアーティストとラテアートの業者さんを自分で直接手配しました。そして、お子さんにキッズ白衣を着せその場で写真を埋め込んだカレンダーに仕上げるサービスをしたところ、来院者はなんと1日300人超えの大盛況でした。

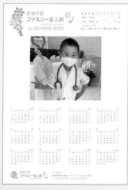

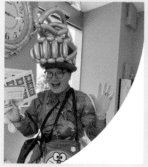
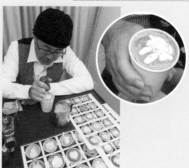

　また、歯科のTTPをして、院内を見学された一人ひとりに、壁に掲示した当院の特徴を説明し、クリニックの強みを最大限アピールしました。さらに、当日自費の予約をしてくれた方には割引サービスも付けました。

　ただし、TPPの前段階として、新聞折込のチラシを開業1週間前に1万2,000部、3日前に2万部を配布し、余ったチラシは、夜な夜なポスティングをしました。**何事も情熱をもって本気で取り組む!!**　これが私のモットーなのです。

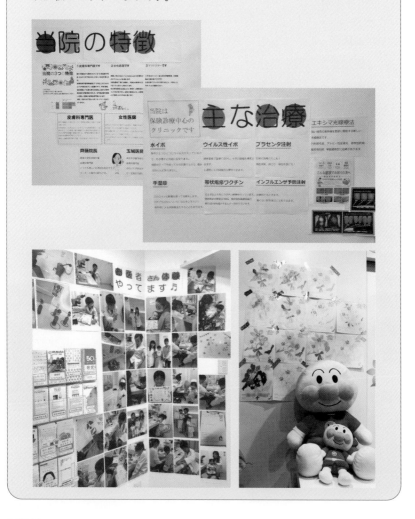

3 趣味がたくさんある人生

　仕事は、生活するためのお金が必要だからすることであり、人生のやりがいでもあります。でも、ある程度経済的に自立していたら、興味や好奇心を満たしてくれる趣味をたくさん持ったほうが、より生活が豊かになり、彩りが溢れます。参考までに、私の習い事や趣味を書いてみます。

- **大型バイク**：最近はさすがに乗っていませんが、大学生のころはビッグスクーターで通学していました。
- **リボン講師**：ロールリボンからさまざまな髪留めがつくれるので、ときには愛知県まで習いに行き、講師の資格も取りました。
- **デコ寿司**：具材と巻き方と変えて、断面にさまざまな絵柄を魅せるお寿司です。見た目も可愛くて冷凍もできるのです。
- **フルーツ＆ベジタブルカービング**：専用ナイフで野菜や果物に花や鳥のモチーフを彫刻します。

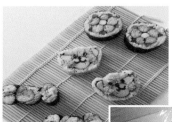

デコ寿司

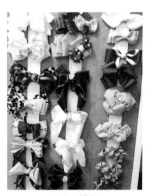

リボン講師

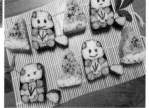

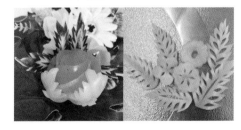

フルーツ＆ベジタブル
カービング

- **書道**：8年間、月1で通っています。
- **保育士資格**：今後、保育に関わる仕事をしたいなぁ……と思い、最近取得しました。
- **トップ1%のセミナー講師**：セミナー講師になりたいというよりは、人前で話す話術を身に付けることや身振り手振りの参考にしたくて受講しました。
- **アートメイク資格**：アートメイクが好きすぎて取得しました。眉・アイライン・リップすべてがアートメイクなので、毎朝も旅行のときも楽です。

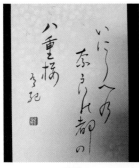

書道

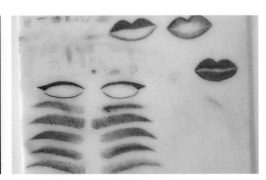

アートメイク資格

- **美容院サブスクリプション**：月額定額制なので、毎日美容院に行きます。ヘアセットもあるので、きれいに巻いてもらいます。
- **ボイシーズ**：月3回、私の声をメイクしてくれるボイストレーニングです。ボイシーズの先生は『先生は裸の王様』と表現されます。先生であるがゆえに、話し方が尖っていようが、高音でメリハリがなく、相手の心に響かない話し方をしていようが、だあれも指摘なんてしてくれやしません。そして、そのまま歳を重ねるのみ……。患者さんに説明するとき、講演会で話すとき、業者さんと話すとき、話し方一つで印象は大きく変わるので、私はトレーニングをしています。
- **ネイル**：3週に一度通い、季節に合わせたネイルを楽しんでいます。

- **ゴルフ**：もともとゴルフ部キャプテンだったのに100切りはほど遠く……。こつこつ通っています。
- **ボクシング**：週1で通い、マンツーマンで先生がバンテージを巻いてくれてからの、ミット打ちをします。フックが得意です。
- **犬塾でトリミングとトリックを学ぶ**：ペットのトイプードルは、サロンで3時間かけてシャンプー、肛門絞り、爪切り、ブロー、カットをしていましたが、自分でトリミングがしたくて学びました。トリックも学び、うちの子はたくさんの芸ができます。

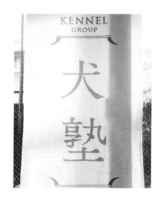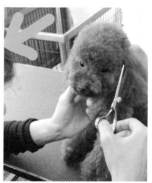

- **M.A.F**：前述のとおり、梅華会の梅岡先生が主宰されている開業医コミュニティで、年4回、大阪と東京で会合が開催されるほか、フェイスブックグループがあります。
- **医療経営大学**：有明こどもクリニックの小暮先生が主宰されて、毎月開かれます。多店舗展開している開業医さんが多く、北海道から九州まで幅広い先生方が参加されます。ライバルも勝ち負けもない、夢を否定しない場所です。大学となっていますが、受講生というよりは仲間であって、合宿もあるので、かなり濃い関係が築けます。医療における心構えだけでなく、経営や、多職種の取り組みも勉強できる場所です。

4　クリニックにいない日の私

「クリニックで仕事をしていない日はいったい何をしているの？」と、かなりの方から質問されます。

　クリニックに行かない日は、趣味の習い事をしたり、不妊治療をしたりと、自分のために使う日ももちろんあります。けれど、他のクリニックを見学したり、子どもたちと触れ合うセミナーをクリニックで開いたりするなど、クリニック経営に役立つことに使っていることが多いです。1年以上通った不妊治療をいったん中断することにしたため、2院目を39歳（2019年）のときに立ち上げました。そして40歳のときに3院目を開業しました。それでも、3つのクリニックは、親の跡を継いだわけでもなく、コンサルには頼らず、土地の選定から内装や設計まですべて自分で決めました。主人は医師ではないため意見を聞いたことはなく、何でも自分の意志で決めています。

　大人になると日常生活がとてもフラットになります。子どものころのように、何かに純粋に感動したり、驚いたりする感情に欠けてきます。テストも課題もなくなり、叶える目標がない……、そんな人生に少し慣れてしまっていませんか？

　私は、自分の子どもを産み、育てる感覚でクリニックをつくっています。たくさんのスタッフや患者さんがクリニックに関わってくれることで、大きな組織になり、いつかは私（親）がいなくても一人立ちできたらいい。私はそんな存在なのです。

　日常をいかに情熱的に熱く生きるか、そして、人生を楽しんでいるかが、私が重要視するポイントです。毎日朝から晩まで働いて、たくさん税金を払うより、充実したプライベートを送るほうが私は幸せだと思っているのです。

　話は変わりますが、ここで仕事が人生で持つ意味を考えてみましょう。私のクリニックで勤務するスタッフさんは、母親でもあることが多いです。子育てが一段落し、仕事に就くことで、誰かに感謝される喜びや、誰かに

必要とされていることを実感されていることと思います。

　医師は『いつでも本番』であるプロ意識があり、練習や下積み（勉強）を
していますが、同じようにスタッフさんもプロ意識を持っていてくれてい
ることと思っています。学ぶことは将来の自分の価値を高めてくれ、人生
を豊かにしてくれるものだと思います。ある時点でのその人の能力は、過
去の経験からできていますが、現在所属している環境と教育は、無限に自
分を豊かにしてくれるものだと思っています。

　私は自分が学ぶことが好きですが、同じようにスタッフさんたちにも常
に学びを求める気持ちで、情熱的に熱く生き、人生を楽しんでほしいと願っ
ています。

COLUMN

私が毎日美容院に行く理由と学んだこと

　美容院のサブスク（subscription）を知ってから、私は毎日美容院に
通い、シャンプー、ブロー、スタイリングをしてもらっています。常
に美しくいたいから……というのが理由ではなく、髪を洗ってもらっ
ている間に今日やることを考え、ブローしてもらっている間にはスマ
ホで情報チェックしたりTikTokの案を考えたりしています。なので、
とても有意義な時間です。自分でシャンプー、ブロー、スタイリング
をすれば、その間は何もできません。それに、髪の毛も自分でブロー
するより艶やかになりますし……、まさに一石二鳥、いえ、それだけ
ではありません。さらに、美容院の飾りつけやポップをクリニックの
参考にしています。一石三鳥です。

　ときに自分でシャンプー、ブローをすることもありますが、ドライ
ヤーの1台を壁に取り付け、もう1台のドライヤーを手に持ち、髪を
乾かします。『いかに早く乾かすか!!』を考えるせっかち人間なので、
美容院のサブスクを考えた方には心から感謝しています。

　そして、実は、美容院のサブスクから学んだことがあります。美容
室経営とクリニック経営は似ています。集客やサービスに関してもそ
うですし、スタッフ離職率も高く、それも同じだと言われています。
コンビニが6万軒、歯科クリニックが8万軒、医科クリニックが10

万軒ある日本において、美容院は何万軒あると思いますか？ 正解は24万軒です。なんと歯科クリニックの3倍もあるのです。

　最近、美容院のサービスについて私なりに研究していて、ある美容院オーナーさんが書いた本を読んでいます。私は、20年前に東京に出てきたころ、「東京の美容院ってマッサージサービスないのね」と驚きました。私の地元、愛知県では20年以上前からマッサージが必ず付いていました。今では当然のように全国どこの美容院でもマッサージしてくれますよね?? でも、20年前はそうではなかったのです。

　また、20年前は東京の美容院では「髪の毛をコテで巻いてください」と言うと「セットは別料金です」と言われることが多かったです。愛知県は巻き髪文化で、高校生のころから毎日巻いていましたし、愛知県の美容院では巻いてもらうのに別料金は掛かりません。東京の美容院って高いわりにマッサージもないし巻いてもくれない((+_+))と思っていました。

　私が現在利用している美容院のサブスクでは、巻き髪も無料でしてくれます。いろいろな美容院に行ってみると、単に私のようにシャンプーだけで来る客にはドリンクを出さない美容院もあれば、他のお客さんと変わらないようにチョコレートやコーヒーを出してくれる美容院もあります。また、眠ってしまうくらい心地いいシャンプーをする美容院もあれば、ガシガシ洗って適当に乾かすだけの美容院もあります。「最後は巻きます？」と聞いてくれる美容院もあれば、「乾かしたから帰って！」みたいな美容院もあります。

　クリニックも美容院と同じように患者さんがクリニックを選ぶ時代になっていることを感じています。だから、開業医は経営やサービスを学ぶ必要があると思っています。

　もしかしたら、クリニックも今と20年後はサービスの質や量が大きく変わっているかもしれませんね。

5 | 玉城（たまき）の資産運用

　よく皆さんから、「資産運用って何かしているんですか？」と聞かれます。医師の多くは、不動産投資をされているように見受けられます。ですが、不動産購入に関して、一言で玉城の見解を申し上げると『**長期の保有はしない**』という考え方です。

　投資用不動産の購入に関しては、**①将来の不労所得になる、②生命保険としての機能がある、③節税効果がある**……の３つのメリットがあると考えています。

　①に関しては、長期保有した場合、**ローンが終わってしまえば毎月の家賃収入として、将来の不労所得となり、老後の資産形成の助けになる**ことが多いのではないでしょうか。

　例えば、あるマンションを購入して貸す場合、月10万円の家賃収入で、ローン返済が10万円だったとすると、実質の儲けは０円になります。35歳の医師が30年ローンで返済すると「65歳から月10万円の不労所得が手に入りますよ」と、不動産会社から提案されることがあります。85歳まで生きれば、20年間で2,400万円もの運用益があり、プラス運用後の不動産の売却益も見込めます。

　一方で、月10万円を株式投資で積立をしていたらどうなるでしょう？仮に、年間利回り５％程度で運用すると、65歳時には積立額の3,600万円が、複利運用で8,357万円になります。運用益は、65歳時に4,757万円です（税金、手数料などは考慮しておりません）。

　不動産投資は確かに効果的かもしれませんが、空室リスクや管理リスクなどを考慮すると、必ずしも医師に適しているとは言い切れません。一方で、資産形成のみを目的とするならば、株式で運用したほうが運用効果も高く、流動性もあると考えられます。ただし、どちらがお勧めといった断定はできません。なぜなら、個人のライフプランによって違いが出てくると考えられるからです。、私が申し上げたいのは本当にご自身のライフプランや状況にあった資産運用をマネジメントするべきだということです。

②に関して説明いたします。不動産購入のためのローンには、本人の死亡時にはローンの返済がなくなるという団体信用生命保険という機能が付帯されています。この機能のおかげで、**万が一の事態が起きても遺族にローンという借金を残さず、不動産を資産として残していける**メリットがあります。しかし、保障を確保するという点だけを考えれば、一般のいわゆる『かけすて保険』と呼ばれる割安な生命保険に加入すれば、月々数千円で何千万円もの保障を確保できます。ですから、レバレッジという点から考えると不動産よりも生命保険の方が合理的な場合が多いと思います。

注目すべきは、③の節税効果だと玉城は考えています。節税効果という点に関して、不動産投資は大きなメリットを享受できます。それが何かと言えば、不動産を購入した際の『**減価償却**』です。

『減価償却』とは、時間の経過や使用により価値が減少していく固定資産を取得した際に、購入費用をその耐用年数に応じて計上していく会計上の処理のことをいいます。不動産を購入した際に、その購入費を一度に経費として計上せず、決められた年数を毎年一定額経費として計上できます。この際、**キャッシュアウト（現金の減少）は起こらないので、費用としてのみ計上し、個人の所得を下げることによって節税ができる**ということになります。一方で、減価償却は建物の金額にしか計上ができず、土地に関しては計上ができないので注意が必要です。

　例えば、10,000万円のマンションを購入し、建物割合が40％の4,000万円だったと仮定して考えてみましょう。減価償却はその建物によって耐用年数が決められています。マンションなどの鉄筋コンクリート構造の建物の耐用年数は、新築で47年と決まっています。建築後20年経過しているとすれば、残りは27年です。一方で、耐用年数の計算式は、『耐用年数＝法定耐用年数－築年数×80％』と決められています。よって、購入後20年のマンションの耐用年数は、『47年－20年×80％＝31年』になります。マンションの減価償却は、定額法といって同じ金額ずつ減価償却をしていく方法を取ります。つまり、4,000万円÷31年＝129万円を31年間毎年経費として計上でき、所得から差し引くことができるのです。

　節税効果としては、勤務医で1,500万円の給与であった場合、所得税率は33％、住民税は10％なので、所得税は129万円×33％＝約42万円、住民税は129万円×10％＝約13万円、合計55万円の節税効果につながるというわけです。その他、購入時の手数料や、金融機関の借入金利なども費用計上が可能ですので、より節税効果が見込めるのが不動産投資です。

　さらに、この減価償却率を中古であれば70％程度まで計上できる不動産会社も存在します。より節税効果を高めたいのであれば、減価償却費の比率が高い不動産会社を選べばいいのです。

　なぜ減価償却費の比率に違いがあるかというと、実は**中古のマンションの場合、土地と建物の金額割合を区別するルールがありません**。売買契約書で建物割合7、土地割合3、となっていれば、減価償却費70％で問題ないのです。ですから、もし、70％で計上できるのであれば、10,000万円したマンションの建物は、70％の7,000万円ということになります。ということは、7,000万円÷31年＝226万円を毎年経費として計上できます。すると、所得税は226万円×33％＝約75万円、住民税は226万円×10％＝約23万円、合計98万円の節税効果となり、先ほどと比べると43万円の違いが生まれます。耐用年数は31年ですから、31年経過をすると、なんと1,333万円もの差になってくるのです。ちなみに、この金額は医学生のおよそ1年分の学費に当たります。つまり、**どれだけ減価償却費を計上できる不動産会社を選定するかという点が大事になってくる**と思うのです。減価償却費70％が可能なある不動産会社の顧客は1割がサラリーマン、3割が医師、6割が歯科医師で、医師は勤務医が多いと聞きます。そして、12年間で顧客数は300人程度、1人平均3軒購入しているそうです。

　もう一つお話ししたいことあります。すでに皆さんご存じかと思いますが、『**事前確定届け出給与**』のことです。例えば、月40万円お給料をもらう場合、

①毎月40万円ずつ普通にもらうと、社会保険料74万円と所得税12万円
　が引かれてしまい、年収480万円からこの2つを引くと手取りが約394

万円になります（すべて概算値）。

② これを、毎月10万円ずつもらい、ボーナスとして360万円という形に
すると社会保険料46万円と所得税15万円が引かれて、手取り年収が約
419万円になります。

　勤務医ばかりでなくクリニックを法人登記し、役員報酬を得ている開業
医の方もいらっしゃると思います。この事前確定届け出給与をお使いでな
い方は、税理士さんにご相談なさっていてくださいね。

6　税金ってカードで支払えるってご存知ですか？

　皆さん、クレジットカードはどのように活用していらっしゃいますか？
最近では、さまざまなクレジットカードがあり、キャッシュレス化も加速
していくなかで、一層需要が高まってきているかと思います。そして、ク
レジットカードの使い方一つで、人生を豊かに過ごせるのではないかとも
思っています。

　私が活用しているカードで、皆さんにお勧めしたいものはいくつかあり
ますが、まずは『Marriott Bonvoyアメリカン・エキスプレス・プレミア
ム・カード（旧SPGアメリカン・エキスプレス・カード）』です。私は旅
行が大好きなのですが、このカードの特典がとても魅力的です。

　【カードの特典】
　　・ポイントをさまざまな航空会社のマイルに交換できる。
　　・毎年Marriott Bonvoy参加ホテルに無料で宿泊できる。
　　・「ゴールドエリート」会員資格をもらえる。etc…

　なかでも、ポイントをマイルに交換できるところが、最大の活用ポイン
トです。

　突然ですが、皆さま飛行機に乗ったら、何クラスに乗りたいでしょうか？
エコノミークラス、ビジネスクラス、ファーストクラス、飛行機は概ね以
上の3つのクラスに分別されるのはご存じのとおりです。皆さんも一度は
ファーストクラスに乗りたい！と思われたことはないでしょうか？

　では、仮にファーストクラスで東京→ニューヨーク間を往復すると航空券の値段がいくらになるかご存知でしょうか？　答えは、季節や曜日によって料金が違ったりするので、一概には言えませんが、200～250万円といったところです。年収が高い皆さんでも、この金額を聞いて、ファーストクラスはあきらめる方が大半ではないかと思います。

　次に、今度はマイルで同じ航空券を購入したときの値段はいくらになると思いますか？　マイルの価値は、1マイル＝1円とご理解ください。単純に考えると200万～250万マイル掛かるということになりますが、実はマイルで購入すればとてもお得に購入することができるのです。答えは、約15万マイルです。1マイル1円ですから、約15万円で購入できたイメージになります。普通に購入したときの200万～250万円に比べると、なんと約15分の1です！　つまり、約15倍の投資効果があったことと同じだということになります。

　皆さんが開業医であるとすれば、日々業務を頑張ってくれているスタッフの方やご家族に15万円のボーナスをお渡しするのと、超200万円の夢のファーストクラスの旅をプレゼントするのと、どちらが喜ばれるでしょうか？　ファーストクラスとまでいかなくとも、ビジネスクラスは7.5万マイルで行けます。ビジネスクラスでも、ニューヨークへの繁忙期は50万～60万円ほどするので、ずいぶんお得に飛べることができます。こちらの方が喜んでもらえるのではないかと思います。

　つまり、『ポイントをマイルに変えて航空券を購入する』このやり方が、私自身一番賢いクレジットカードの使い方なのではと感じます。

　もちろん、昨今のコロナウイルスの影響などを考えると、旅行などはなかなか踏み出しにくくなっているかもしれません。ですが、そんな今だからこそ、しっかりとうまくカードを活用して、せっせとポイントを貯めて、問題なく旅行が行けるようになったときに、最高の思い出がつくれるように、今が準備期間だと捉えることもできます。そう考えると私はとてもワクワクします！

　次に、経営者でもある開業医の皆さんは、クリニックを経営されていらっ

しゃるので、納税をされていると思います。法人税や消費税など、引き落としや振り込みでお支払いされている経営者の方は多いのではないでしょうか？　実は、納税は、クレジットカードで行うことも可能で（地域によっては一部不可な場所もあります）、効果的なカードを使えばよりお得にポイントを貯めることができます。もちろん、前述のSPGカードでも納税ができるのですが、還元率が0.5％とレバレッジが高くありません。そこで、納税に関しては、適切なカードがありますので、ご紹介いたします。

　法人税をカードで払う場合は、『**セゾンプラチナ・ビジネス・アメリカン・エキスプレスカード**』がお勧めです。こちらは年会費22,000円で、年間200万円以上決済すると、年会費が10,000円になります。JALとの連携が強いカードで、セゾンマイルクラブに登録することで1,000円のカード利用で、JALマイルが11.25マイル（1.125％還元）貯まります。そして、納税の際も、通常通りの1.125％マイルが貯まる点は他にない魅力です。1,500万円納税をすると、168,750マイル貯まります。つまり、毎年ファーストクラスでニューヨークへ行けるマイルが貯まるということになります。

　ただし、こちらのカードは、利用額が1,500万円を超えると還元率が0.3％に下がることや、クラウド会計と連携しないことがあるなど、注意が必要です。

　税金をクレジットカードで支払うと、手数料が高いのでは？という声も聞こえてきますが、1万円毎に約76円（税抜き）です。1,500万円納税しても、手数料114,000円なので、その金額でファーストクラス（超200万円の価値）の旅が手に入れば、投資効果としては問題ないのではないかと考えます。

7　魅力あるクリニックは見学に行く

　「どうやって見学先のクリニックを見つけているの？」もよく頂く質問です。病院関係者が、突然、医師と名乗る見知らぬ方から「病院見学させ

てください」とお願いされても不信感を抱かれるのは当たり前でしょう。普通「自分のやり方を盗まれちゃう」「近くで開業するための偵察？」などと思ってしまいますよね。

　私は、クリニック見学が大好きなのですが、ここで役立つのがM.A.Fや医療経営大学の仲間たちです。自分よりも効率良く収益を上げている病院をTTP（徹底的にパクる）したいものですが、ツテ・コネがないとクリニック見学は難しいかもしれません。一緒に勉強する仲間でなければ、自分の手の内を明かすことは誰だってしませんから……。

　『クレクレタコラ』というキャラクターを知っている方は少ないでしょうか？　1973〜1974年にフジテレビ系列で放送された人形劇で、主人公のタコラは直立二足歩行するタコです。物欲のカタマリで、木に登っては望遠鏡を覗いています。欲しい物が見つかると、クレクレと何でも欲しがるのですが、その対象はモノとは限らず、情報もしかりです。

　クリニックを経営していると、仕入先などのさまざまな情報を知りたがる方に出くわします。お互いに勉強会などで面識があり、上記で述べたようなWin-Winの関係ならば問題ないですが、ただ、勉強もせず、情報だけ取りに来てその後は音沙汰なし、ただ自分が成功したいだけ……という身勝手な方もなかにはいます。そういう方は、クレクレタコラになっていないか、一度見直してみてもらいたいものです（クレクレタコラが思い当たらない方は検索してみてください。私のように愛着を感じ懐かしむ方が多いのか、クレクレタコラのDVDは驚くほどの高額で取引されています）。

　先日、2017年5月に埼玉県川越市で開院された、いしがみ整形外科クリニック院長の石神等（いしがみひとし）先生のクリニックに見学に行ったときに、ホームページから見学希望の依頼をしてきた医師からは2万円で受けていると伺いました。無料で見学を受けていると、なかにはなんとなく見学に来たという志の低い方がいたから、有料での提供に踏み切ったということです。お金を払っても学びたいという意志があってこそ、真剣に聞く姿勢になるのです。見学される側も忙しい時間を工面して対応します。そして、高い志の方になら熱く語れるし、開業に対する熱い想いも伝

わり、見学をお受けして良かったという気持ちになりますが、何となく見学に来た方には、がっかりさせられますよね。自分の貴重な時間が無駄に費やされたようで悲しくもなります。

私は、見学させていただいた際には、**見逃し、聞き漏らしが一つもないように全力でメモを取り、盗めるものはないかと、目と耳をフル稼働**させています。他のクリニックの良いところを全部持って帰るぞ!! という熱い気持ちでいつも見学に伺います。

また、見学後は、写真に撮らせていただいたものを印刷し、**学んだことはレポートにして当院のスタッフさんに共有**します。スタッフにシェアする目的は３つです。

①新しく得た知識と情報を整理・記憶し、深く落とし込むため（単に見学に行くだけでは意味がない）
②クリニックに出勤していない日に、玉城が何を学んでいるかを知ってもらうため
③他のクリニックでやっている取り組みをスタッフに周知するため（私が、私のクリニックで取り入れたいと言葉だけで言っても、スタッフが賛成するとは限りません。実際やっているクリニックの成功例を紹介することで、スタッフに納得してもらえます）

どんなクリニックにも経営に関するヒントは必ずあります！ ですから、私はクリニック見学が大好きなのです。

【過去に見学させていただいた主なクリニック一覧】
・いけがき皮膚科（茨城県古河市）：皮膚科・アレルギー科
・ミルディス皮膚科（東京都足立区北千住）：一般皮膚科・小児皮膚科・美容皮膚科
・ファイヤークリニック（東京都新宿区新宿＆中央区銀座）：オーダーメイド医療痩身

- CCクリニック（愛知県名古屋市）：一般内科・訪問診療・点滴療法
- 傷と傷跡のクリニック（東京都江東区豊洲）：形成外科・美容外科
- ファミリア皮膚科（宮城県仙台市）：一般皮膚科・小児皮膚科・皮膚外科・美容外科
- いしがみ整形外科クリニック（埼玉県川越市）：整形外科・リハビリテーション科・小児整形外科
- 船橋ベイサイド皮膚科（千葉県船橋市）：一般皮膚科・アレルギー科・皮膚外科・美容外科
- こたろクリニック（東京都渋谷区笹塚）：形成外科
- 梅華会耳鼻咽喉科クリニック（兵庫県西宮市）：耳鼻咽喉科・小児科
- あきこクリニック（東京都世田谷区二子玉川）：美容外科・美容皮膚科
- 稲毛眼科医院（神奈川県川崎市）：眼科
- ふくだ皮フ科クリニック（栃木県小山市）：一般皮膚科・美容皮膚科
- 有明ひふかクリニック（東京都江東区有明）：一般皮膚科・小児皮膚科・美容皮膚科・形成外科
- つちやファミリークリニック（東京都台東区入谷）：内科・小児科・皮膚科
- 千里中央花ふさ皮ふ科（大阪府豊中市）：皮膚科・アレルギー科・美容皮膚科・形成外科

他多数

COLUMN

適度な負荷をかける人生

　私は人生において適度な負荷をかけるのが好きです。3院を経営した後、白衣ブランドを立ち上げ始めたことにも、ワクワクと少しの負荷を感じています。私は、「3店舗も経営して疲れない？　自分の時間はあるの？」と聞かれることが多いですが、まだまだ時間はたくさんあると思っています。

　私の人生、ワクワクが120％を占めています。だから、若いころの自分に戻りたいなぁ……と思ったことはありません。なぜなら、常に自分で決断し突き進んでいるので、いつも今の自分がベストで、5年後の私は、今の私が想像もできないくらいパワフルな自分になれていると本気でそう思っているからです。

8　ついている人生

　私は自分でもついていると思って生きています。生まれ変わっても、また自分になりたいくらいです（笑）。思い描いた夢はほぼ叶えているし、なにより愛しい家族がいます。挫折はたくさんありましたが、つらかった出来事はすぐに忘れて、**「今日1日を目いっぱい楽しもう！」というラッキーな考え方を持っている**私なのです。

　ついているか、そうでないかなんて、その人の気の持ちようです。「私ってついているなぁ」って思うと、どんどんツキが回ってきます。

　たとえば、この本の最初に書いたように、私は浪人をしています。周りから見ると浪人ってマイナスイメージなのですが、私は浪人した1年間が人生で初めて勉強が楽しいと思った時間だったし、苦しかったけれど、自分の人生のために勉強できた時間でした。中学受験はなんとなくで、高校受験は何のための勉強か分からず、日々「なんか楽しいことがないかなぁ……」が口癖だった私が、自分のために勉強した浪人中の1年は、愛おしくてキラキラした時間でした。誰よりも早く予備校に行き、自分でつくったスケジュールをこなし、受験日に備える……浪人したことすらプラスに捉えられるようになったことが、今の私の原点です。

　出産後に病気になりました。この病気とは今でも毎日服薬しながらお付き合いしています。この病気があるがゆえに毎日は働けなくなりました。でも、今ではそれですら、結果、開業できたとポジティブに捉えています。病気にならなければ、私は、勤務医として、いつまでもどこまでも仕事していたことでしょう。きっと神様がくれた休憩時間なんだろうなと、病気のことすら、そういうふうに受け止めています。

　『3つのDと4つのS』ってご存じでしょうか？　「でも・だって・どうせ」……このネガティブワードの3つのDをもし使っている人がいたら、いますぐやめましょう。「素晴らしい・最高・素敵・好き」……ポジティブワードの4つのSは毎日でも使いましょう！

　どんなに嫌なことがあっても、ネガティブな言葉は意識的にやめ、「こ

んな経験を与えてくれてありがとう！」と言っていると、きっとついている人間になれます。私は毎日、どんなこともついている！と思っています。

　いつごろからかしら……？　本当にいいことしか起こらなくなりました。毎日、今日もついている！と思っています。

9　医師の人間力

　『いつか〇〇はない。今しかない』と私は常に思っています。そのため、帰宅までの数分間に「もうすぐ今日も終わる。やり残したことはないか？？」と必ず自問自答します。布団に入っても、「あれもやりたい。あのクリニックに見学に行きたい。こんなことをスタッフさんに伝えたい」など、考え出して止まらなくなります。そんなとき、夫は「ユキちゃんはよくやっているよ。今日も1日本当に頑張っているよ」と言い、その言葉を聞いて私は眠りにつくのです。

　思えば、20代のころの私は、自分がすべてと思っているほど我が強い人間でした。「どうして分かってくれないの！」と相手に怒りをぶつけたり、泣いたりしたこともありました。それがここ10年ほど、達観したように怒りを忘れてしまいました。これが良いことなのかどうかは分かりません。相手がたとえ私に対し敵意をむき出しにしていようが、私の心は平常なのです。

　きっかけは、怒りをコントロールする方法を聞き、1年ほど実践したことかもしれません。アンガーマネージメント、つまり怒りの制御ができるようになりました。怒りは理解されたいという欲求です。その感情が湧いたら、家の周りを10分ほど歩くのです。すると、だんだん気持ちが落ち着き、私も悪かったなぁ……なんて考えられるようになります。たとえば、運転中に気が立って暴言を吐く方がいますよね。悪口を言ったり、感情に任せて怒りをぶつけたりする方と一緒にいても楽しくありません。他人を変えることはできないので、そういう方とはそっと距離を置くようになりました。

　実は、私は主人と一度も喧嘩をしたことがありません。お互い仕事をして忙しいので、二人で会う時間は今でも恋人同士のような感覚でいます。驚くことに、夫の両親も一度も喧嘩をしたことがないというのです!!　両親の仲がいい家庭で育った夫は好青年で、私にとっては陽だまりのような存在です。

　彼は帰宅したとき、ニコニコしながらドアを開けて、必ず「今日もすごく楽しい1日で、素晴らしい出逢いがあったよ。今日も頑張ったよ」と言います。一度も疲れた顔で帰宅したことがありません。私はと言えば、病気もあって横になる日が続き、夫に「疲れた」と漏らす自分がほとほと嫌になりました。「毎日疲れたと言ってごめんね。私、この言葉を発したくないんだけど、どうしたらいかなぁ」と問うと「ダイジョウブ!!　疲れていたら『今日は頑張った!!!』って言ってごらん。その言葉で僕はどれだけユキちゃんが疲れているか分かるから(^^♪)」と、夫に言われました。そこで気付いたのです。いつも夫は疲れていたんだ、と。だけど　頑張った！という言葉に転換していたんだ!!　と。

　言葉を一つ変えることで、自分も相手もポジティブにできる夫のすごさや温かさ……自分もまだまだだなぁと思った出来事でした。それ以来、私も疲れたという言葉は口から出さなくなりました。

　また、こんなこともありました。私が「今日は私ダメなところがあって、ここを直さないとダメだと思うの」と言うと、主人は「ダメという言葉はネガティブワードだから、そんなときは『今日私は、自分に伸びしろがあることを学んだのよ』と言ってごらん」と言ってくれました。

　好奇心旺盛で、夢を叶え続ける人生が好きな私は、「私と一緒にいたら、今まで見たことがない景色をあなたに見せてあげる」と言って夫にお付き合いを申し込みました。「ユキちゃんは約束を果たしてくれたね。夢を見せてくれてありがとう。隣にいると僕も成長できるよ」と、今では、私の成長をワクワクしながら見ていてくれる夫は、一番の私のファンでもあるのです。コミュニティの最小単位は家族なので、その家族の仲が良くなければ、クリニックだってうまくいくはずありませんよね。主人のこの前向

きで、私をどこまでも支えてくれる人格に支えられ、クリニックを続けていられるのだと思います。

　そもそも、なぜ、日本人は夫や妻をけなし合うのでしょうか？　なぜ褒めないのでしょうか??

　もう疎遠になってしまったある関西の友人は、会ったときはいつも「〇〇君（旦那さん）はアホやから」「ほんま、あかん奴やなぁ」と言っていました。聞いている私はまったく良い気持ちがしませんでした。関西は誰かをけなす文化なのかもしれませんが、どうしても受け止められず、結局距離を置くことになりました。

　よく、トップセールスマンほど人間力が高いと言います。なんでも**自分のためではなく、相手のためを思うことが大切**です。患者さんに自費の商品を提案するときは、「どうしたら購入してくれるかな？」ではなく、その方はどんなお悩みを持ってクリニックに来ているか、それを解決する方法として自費の商品があることをお伝えし、患者さんが何に悩んでいるのかを考え、提案するといいと思います。**クリニックの経営とは相手のお悩みを解決すること**なのではないでしょうか。

10　玉城（たまき）が白衣をプロデュース！

　最近、『可愛いゴルフ女子』が増えています。以前は『スポーツメーカーがつくる動きやすいウェア』が全盛でしたが、今や『アパレルメーカーがつくるトレンドを意識したファッショナブルなウェア』がゴルフ女子の主流です。私が大学でゴルフ部に入っていたころ、ゴルフウェアはチノパンにポロシャツでした。ようやく、襟にフリルがついたポロシャツが出たくらい……（笑）。そのころには、今のような華やかなウェアなんてありませんでした。時代は変わったのですね。それで、可愛いゴルフウェアが着たいからと、ゴルフをやりたい女性も増えました。女子にとってのウェアってモチベーションアップにつながるんです。

　毎日着る白衣だからこそ、『可愛い！』をモットーにした白衣を作りた

くなりました。まるでワンピースを選ぶように好きな白衣を身に着け、ふと鏡を見たときにテンションが上がって、自分のモチベーションが上がると、心が華やかになり仕事にもやる気が出ます。それが、女子です♡。リケジョや薬学部の学生の方にも、可愛い白衣が着たいからこの職業に就きました！と言われる時代になってほしいと思います。

　私は、医療業界をはじめとする白衣を身に着ける女性がお仕事を楽しめるように、この度、白衣会社を立ち上げました。もともと、女医さんは才色兼備率が高いと思いますが、この白衣を着ればさらに３割増し!!です。目上の方からも愛されるように華やかな白衣になっています。刺繍やレースのイメージは固まっていましたし、何度も業者

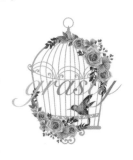

さんと話し合いを重ねてイメージを慎重に伝えながら試作品をつくりました。つくり方は、実際に自分の持っている白衣に、イメージに合ったボタンやレースをグルーで付けて、何種類もの試作品を持ち込んではイメージを伝えていく方法をとりました。

　目指すゴールに対して、一切、妥協したくなかった私は、担当会社を決めるまでが一番時間が掛かり大変でした。20社以上にメールをして、実際に会ってもらえたのは5社だけです。そのなかでもパールや刺繍は、値段が高すぎてつくれないと断られ続けました。全然取り合ってもらえないことに、悔しい思いもたくさんしました。

　出来上がった白衣は、デザインがいいだけでなく、最も重要なのは着やすさです。動きやすく、軽くて外勤のときも持っていきやすいように、生地選びから完成まで時間を掛けて丁寧につくり上げました。白衣を着ることが日常の私だからこそのこだわりが、たくさん詰まっています。

　診察中に、初めて来院された患者さんに「かわいいですね」と言っていただくことがあります。診察中でボロボロなのに……と思いながらも、実は内心とっても嬉しいのです。女性はいくつになっても可愛いと言ってもらいたいものです。私の白衣で女性の可愛さ・可憐さがより引き立つよう

になって、多くの女医さん、クリニックのスタッフさん、そして白衣をまとうすべての女性の方々が楽しく活き活きと働いてくれたら、私はとても幸いです。

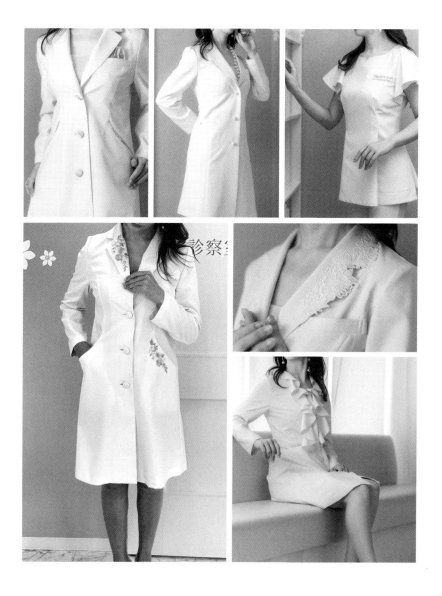

11　声をメイクする

　「ボイトレに通っている」と言うと、「何を目指してるの？」と聞かれてしまうけれど、私のボイトレの先生は『私を演出してくれて、演出プランを考えてくれる先生』です。

　そのスクールの顧客は、もちろん俳優や歌手もいますが、多くは社長・医者・弁護士です。誰かの前で話をするとき、油断するとすぐに素が出てしまいます。特に、私は目がきついので、蝋人形のような怖い印象を与えてしまいます。そこで、私に大切なのは、常に心に楽しそうなオーラを出せるオレンジ色で輝く太陽の光をイメージすることです。ですから、ボイトレでは、登場したときにパッとその場が明るくなるような自分でいられるエネルギーを発動する練習をしています。つまり、どんな場面に立っても、心の持ちようをコントロールできる力を身に付ける練習とも言えます。

　たとえば、タレントさんが輝いて見えるのは、生まれつきのオーラがあるのではなく、実は、演出という技法によって生み出されたものです。ちょっとしたコツを覚えれば、一般の人もワンランク上の魅力を身に着けられます。

　『見られる力』を鍛え、人に見られてるということを意識し、声をメイクするために、私にとってボイトレは重要です。

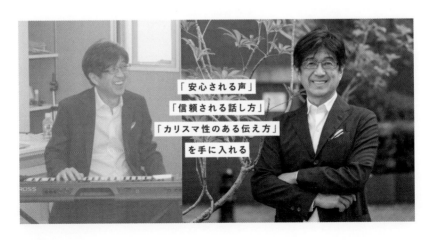

「安心される声」
「信頼される話し方」
「カリスマ性のある伝え方」
を手に入れる

　このボイトレ、本当は、クリニックのスタッフさんにも受けてほしいと思っています。それは、**受付スタッフは病院の顔**だからです。

　『1声・2顔・3姿』と言われるように、その人のイメージを決定づけるのは声なのだから、**声のトレーニングは受付スタッフには必要なトレーニング**です。

　美しい声は上質な香水です。ただ、残念なことに自分の声は本人には分からないのです。録音された自分の声を聞くと「えっ!?　こんな声なの？こんな話し方なの？」って、ショックを受けたことがありませんか？　なぜでしょう？　それは自分で聞こえる声と他人が聞く声では、音の伝わり方が違うのです。他人が聞く声は、空気を通って伝わりますが、自分自身が聞いている声は骨伝導といって声帯の振動が頭蓋骨を通して伝わります。

　私のクリニックのスタッフさんは、皆さん感じが良く、私からすると感謝しかありません。でも、声色も笑顔ももっともっと「伸びしろ」があると思います。ですが、自分ではどう改善したらいいか分からないでしょうし、スタッフ間で指摘し合うと角が立ちます。そこで私は、私が受けている声のトレーニングをスタッフさんにもご案内しています。

　京セラの創業者・稲森和夫さんは『値決めは経営だ！』とおっしゃっていますが、クリニックは保険診療メインなので、私たちには値決めができません。どのクリニックに行っても同じ診療報酬で、価格で差別化できない環境のなかで仕事をしています。では、どこで差別化するのかというと、サービスです。人間の頭は、受けたサービスのなかで最低だった部分で、自分に与えたサービスの質を認識するそうです。

　だから、医師だけでなく、クリニックのスタッフすべてのサービスの質を上げなければなりません。そして、声はサービス向上の要件として欠かせないものなのです。

第4章

開業を目指す皆さまへ

1 開業して変わったこと

　ビルの1階と10階では見える景色が全然違います。それと同じように、勤務医と開業医には大きな差があると思います。私自身を考えても、同じ医師でもマネジメントされる側からする側に代わることで、仕事に対する意識は格段に変わりました。**開業医は、勉強した分だけ強くなり、人と会うことで人脈も広がり、仕事の幅が広がります**。一方で、嫌味を言われたり、クレームを受けたりと、患者さんに謝罪の電話をすることもあります。開業するということは、守ってくれる上司がいないのです。

　大変なことも多いですが、**与えられた試練に向き合うことで、勤務医時代には得られなかった達成感や周囲への気遣いを学べた**ことも事実です。人間としても成長し、強くなりました。医学だけではなく、生きていくうえで大事なことを、スタッフさんや患者さんからたくさん教わりました。

COLUMN

玉城（たまき）がくじけそうになったこと

　開業してから、いろいろなことがありました。そのなかでも強く記憶に焼き付いていることをご紹介します。

　女医をうたって開業しているので、皮膚所見がないのに、陰部を定期的に見せに来る男性の患者さんがいます。彼らは皆、一様に勃起しています。これは皮膚科女医あるあるなので仕方がないとは思い、ある程度は覚悟していますが、5年目には、なんと診察中に射精した患者さんもいました。大したことないような顔をして無言で片付けましたが、その実、吐きそうになりました。本当に困っている患者さんのために時間を使いたいのです。こんな迷惑な患者さんが、なかには存在することに憤りを覚えます。

ドクターのマネジメントにも苦労したことがございます。当院にはない自費の治療を時間をかけて患者さんに説明される医師、「ここのクリニックはこの方針だけど、私の方針は違うのよね」と患者さんに言う医師、はたまた、「私は月に1回しかこのクリニックに勤務してないから分かりません」と平気で患者さんに答える医師……。バイトドクター管理は本当に大変です。

2　クリニック経営に必要な能力とは？

　今の時代、ただ待っていても患者さんは来ません。クリニックを流行らせるには、いかにクリニックをプロデュースできるかが重要で、**院長のプロデュース能力が必須**です。これはセンスによるところもありますが、ホームページのつくり方と、外勤ドクターを最大限診察に専念させる方法を考えることが特に重要と思います。そのほか、外勤ドクターのシフト管理、ポップや季節ごとの飾りつけやクリニック新聞の発行、患者さんに喜んでもらえるイベント、なども必要になってきます。

　多くの開業医が、診療に加えてプロデュースとマネジメントを兼務しているので疲弊します。これは営業職と事務職を同時にこなすことと同様なので相当しんどいはずです。

　私のクリニックでは、玉城はクリニック見学などで仕入れた新しい取り組みを考えたりするプロデュースに専念しています。そして、それを運営するマネジメント能力を持った方を正社員に採用しています。なので、当院では、パートさんの中から能力の高い方に、「正社員はどうか？」と声を掛けて、正社員の採用をしています。最初から正社員として採用はしません。そして、事務職に当たる仕事に関しては、どのスタッフがどの作業をするかが細分化されており、各担当者はとても優秀です。自分の仕事を完璧にこなし、気が利く人材ぞろいです。おかげで、私はプロデュースに専念できています。

3　国立出身より私立出身が強い？？

　当然のこととして、医師は、出身大学を問わず国家試験に受かって初めて医師になれるのですが、開業をして成功する人の割合は、国立大学出身者より私立大学出身者のほうが多いような気がします。もちろん、国立大学の医学部に受かったということはとっても頭がいい方々です。私など足元にも及びません。ただ、あくまで私見ですが、私立出身者には他人に可愛がられるようなコミュニケーション能力に長けている人が多い印象です。

つまり「接客」は「接遇」のなかの一部だと言えます。

　医療現場にも接遇が大事だとよく言われますが、まずは接客と接遇の違いをお伝えします。接客は、読んで字のごとくお客様に接することです。では、接遇とはなんでしょう？　それは、快適な空間を提供することなのです。上図のように、接遇の輪の中心に接客があるイメージになります。

　では、どうして医療に接遇が必要なのでしょう？　次の場合を考えてください。

　A. 医療のスキルはすごいけれど威圧的な医師

　B. 医療のスキルは普通だけれど感じのいい医師

　医師力を医療のスキル、人間力を接遇のスキルとするならば、医師国家試験を合格して専門医を取れたレベルなら、医師力はそれほど違わないでしょう。そうなると、開業医として大事なのはなんといっても人間力です。つまり、**患者さんは、人間力の高いBの「医療のスキルは普通だけれど感じのいい医師」を求めています。**

　医療訴訟をとっても、なんと40％で医療ミスは発生しておらず、コミュニケーション不足が原因で訴えられているのです。だから、**接遇に力を入れれば患者さんの満足度もアップし、リスク管理にもつながる**のです。

4 医学部では開業の仕方は学べない

　私たち医師は、大学の6年間で医学について学びます。大学卒業後に晴れて医師になってからも、より専門的な知識は学びましたが、医学以外の知識や情報に接する機会はなく、経営についての知識も皆無です。もちろん、他の業界のこともほとんど知りません。私は、大学卒業後、飲み会に誘われた相手が電通マンだったのですが、「電気会社の方ですか？」と聞き、紹介してくれた友人に呆れられた経験があります。そのくらい世間知らずなのです。

　医師になって最初の2年間は、研修医で1日も休みがありませんでした。当直もさんざんしていたのに、手取りは月12万円のみ……（泣）。友人の結婚式のご祝儀や家賃すら払うことができませんでした。年下の看護師さんのほうが手取りは高く、寮も完備されています。なぜか女医は寮には入れず、家賃から生活費まで親に頼る日々でした。合コンに行くと「医者って儲かるんでしょ」と毎回言われ、うんざりしました。当直明けで朦朧としていて、反対向きの電車に乗ったこともあります。帰ってから食べようと冷凍庫に入れておいたアイスがなく、なぜか電子レンジの中で見つかったこともあります。どれだけ医療に貢献しても、激務でも、毎日出勤して当たり前と思われて、報われない日々でした。

　ゆくゆく開業することを考えると、**いかに患者さんを集めるかは院長の大事な仕事で、マーケティングに関するある程度の知識も必要**です。にもかかわらず、医学部でも、研修医時代でも、マーケティングを学ぶ機会が一切ありません。そもそもマーケティングの必要性すら知らない医師が、世の中には多くいます。そうした医師は、開業後、なぜ患者さんが集まらないのか??と悩んでいます。

　私のクリニックは、分院長にはマーケティングを一切勉強させません。言い換えれば、マーケティングを勉強する努力をさせません。マーケティングは経営者の私の仕事です。私は開業後、2院目を開業し、軌道に乗せたころから、自己投資としてたくさんの勉強会に参加するようになりまし

た。これからの時代、**経営者に求められるのは、誰よりも勉強をすること**だと思います。

⑤　まだ開業していない女医さんに伝えたいこと

　人生は決して繰り返すことができません。皆さんにも、繰り返すことのできない人生を自分らしく輝いて、プラス思考で生きてほしいです。

　もしかして、勤務医でも結構稼げるから問題ないって思っていませんか？　確かに勤務医は、患者さんが来なくても、生活には十分な一定金額を貰えるし、リスクを負うことがないのでいい職業です。でも、勤務医＝自分の城がないということです。言い換えれば、**50代になると、バイトで採用されにくくなり、職を探すのが難しい**ことを考えるべきです。実は、私自身も、クリニックに応募されるバイトドクターの年齢をチェックし、50代のドクターは積極的には採用しておりません。

　つまり、**本当に強いのは、自分の城を持つ人間**だと思うのです。ただし、自分の気持ちをワクワクさせていないと、たとえお金を手に入れたとしても、色褪せたつまらない人生を手に入れただけになってしまいます。**自分自身の人生をどう生きたいか深く掘り下げ、数年先の目標をつくり、かなえていくことが大事**です。

　あなたの今を、1年後の自分は見ています。成功や失敗とか考えず、目の前にある自分で決めたことに精一杯取り組みましょう。周りが何と言おうと、自分が信じた道を行く‼　そんな今のあなたを見て、1年後の自分は微笑んでいるはずです。

　私のクリニック経営に関するノウハウは何年も掛けてできたものです。このノウハウをTTPしていただければ、皆さんの将来は明るいはずです。

女医さんにオススメな結婚の仕方

　私は、結婚前に公正証書を作成し届け出をしています。つまり、私は契約結婚をしています。

　契約結婚の契約内容はカップルによってさまざまですが、私たちは財産のことをメインに記載しています。要するに、私たち夫婦は完全に割り勘生活なのです。家賃はもちろんのこと、旅行の交通費や食費、光熱費まですべてを折半し、月末清算しています。

　食事をして夫がカードでお支払いしたら、その場で現金でバックしています。このシステムは珍しいらしく、びっくりされることが多いのですが、意外にもとても便利です。収入自体は私のほうが少しだけ多いので、稼いだお金は全部自分の物、ラッキー！と思っています。

　私たち夫婦が喧嘩をしないのは、ここに原因があるのかもしれません。当然ながら、誕生日やクリスマスのプレゼントなんてありません。頂くのは、花束と手紙のみです。これは、私からのリクエストでそうなったのですが、欲しい物があれば自分で買います。そのほうが、物を大切にしますし、無駄なお買い物もなくなります。プレゼントと言えば、私は毎年、自分に会社をプレゼントしています。41歳は二子玉川ファミリー皮ふ科、42歳は白衣会社・グラスティ……というように。

　女医さんは、お金を稼ぐ方が多いので、契約結婚スタイルはお勧めです。もちろん離婚したら、共有名義の不動産は売って、半分ずつに分けるような契約になっているので、離婚時に困ることもなさそうです。

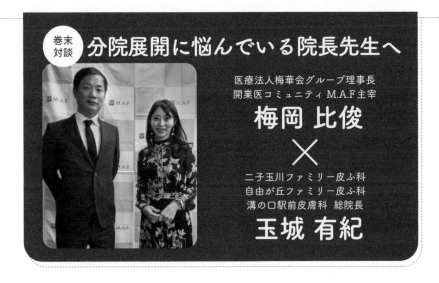

医療法人梅華会グループ理事長
開業医コミュニティ M.A.F 主宰
梅岡 比俊

×

二子玉川ファミリー皮ふ科
自由が丘ファミリー皮ふ科
溝の口駅前皮膚科 総院長
玉城 有紀

玉城●本日はお忙しいところ、お時間を作ってくださってありがとうございます。早速ですが、梅岡先生は耳鼻科を4院、小児科を2院、美容皮膚科1院、東京都で消化器内科1院の計8院を運営されていますが、分院経営のコツって、何かありますか？

梅岡●それは玉城先生と一緒かな…と思っています。言い方は雑ですが、僕はズボラなんです。ズボラと言ったら怒られますけど、全部自分でしようとすると医院経営って手綱がきついというか、自分のなかにゆとりや余裕、そういうものがないと結構厳しいと思うんです。だって、他人がやることは、自分がやるのと絶対違いますもん。玉城先生も分院経営をするなかで、ご自分で思い描いていることと分院長がすることで違う点もあると思うんですが、それでもうまく経

M.A.Fは開業医による開業医のための日本最大のコミュニティです。院長自身がクリニック経営を学ぶことで、スタッフや患者さんだけでなく、開業医自身も幸せとなる「三方よし」を目指しています。また、意識の高い全国の開業医と交流を持ち情報交換をすることで、ミッションである「卓越したクリニック運営を日本に普及浸透し、関わる人々を幸せにする」ことを目指しています。

営しているのは、それは先生が寛容だからだと思うんです。言い換えれば、「自分でするより人にやってもらったほうがいいや」というような余裕が必要なのではないかと思います。

ドクターって基本真面目だし、丁寧な診療をするのが普通だと思うんです。そして、自分の治療が一番と思う自負があるがゆえに、その治療に対しての妥協を許さない、他の治療は認めない先生って、結構多いとも思うんです。そうなると、分院を任せるどころか、非常勤医師の一人を雇うのでさえもしんどくなります。実際に入職を希望する人材はいるけれど、許容の基準が高すぎて、多くの場合で非常勤医師の雇用に至らない。一方で、そういう自分はいわゆる人間国宝のようになる。人間国宝の代わりはいないですから、代診は誰も入れないということが起こり得るのです。となると、分院なんてほど遠いですよね。

僕のなかの分院展開のコツというのでしょうか、僕の分院に対する考えをお話しすると、院長自ら一人でクリニックを運営していくと、頑張っても年間患者数は2万人〜3万人程度だと思うんですよね。僕の場合は、耳鼻咽喉科専門医として開業して軌道に乗ったころ、地域の方にこのまま治療を提供していくだけでなく、社会に対してなにかインパクトをもっと出せるんじゃないかな、と思って分院展開をしてみたら、今では年間患者数16万人を達成したというのが現在です。確かに、視点を診療のクオリティという点に置き、自分の診療が一番と思っているとしたら、他の医師の治療は自分で思っているのとは多少違うかもしれません。ですが、僕は自分の治療が一番だとは思っていないし、それに、年間16万人診るっていうのは一人では絶対できないじゃないですか。それに、市中のクリニックに求められている治療は、神の手ではないじゃないですか。だから、トータルで見てOKならいいじゃん！っていう感じで、僕はある意味ズボラにやっていますね。けど、実は玉城先生も一緒でしょ？

玉城●そうですね……。私の場合、クリニックの治療方針を分院長やバイトドクターに伝えるというか、「診察スタイルはこんな感じで」っていうのを、「こういう感じでやっていただきたい」っていうのをお伝えしています。結局、クリニック経営もサービス業ではありますので、患者さんに不快な感情を与えてしまわないように注意します。

梅岡●そうですよね。話はちょっとずれるかもしれませんが、僕のなかで一つ気付いたことがあって、この先生の説明の仕方は僕よりうまくないと感じて、これは任せるのは少し難しいかな？と思ったら、意外と患者さんがついたことがありました。僕はこの医師は説明が下手だと思ったのに、意外と患者さんの評価を受けたんです。

玉城●私は、患者さんにどういう話し方をしているかっていうのは、普段は自分の診察しか見えていないので、たまに他の先生の診察に耳を傾けてみると、「あ、この先生こんなお話し方されるんだ」とか、最初に患者さんにお会いしたときに『こんにちは。初めまして〇〇です』というふうにきちんと名乗る先生もいらっしゃるし、皆さんそれぞれのカラーがあって面白いな、と思って見ています。

梅岡●そういったなかで、どうであれ、結局成果というのは必ず出てくるので、最初どうかな？と思った先生もしっかり成果を出していたという事実を見たときに、仮説ですが、僕の評価っていうのはある種独りよがりというか、自分の型がベストだと思っていたけれど、別の方法でも患者さんが満足してくれれば、それでハッピーだと思いました。
分院展開に躊躇している先生方にお伝えしたいのは、仮に、治療もまったく自分と一緒で、説明の仕方も自分と一緒で、方針も含めてまったく自分と一緒じゃないとダメだ、と思われているとしたら、

分院展開は難しいと思います。そうではなくて、ご自分のもっと大きな可能性に目を向けてみたら、相手に求めるハードルを低くすることができて、少し気楽に肩の力を抜いて分院展開に挑戦できるんじゃないかなと思っているんです。

玉城●ところで、梅岡先生は男性でいらっしゃいますが、先生のクリニックの分院長の先生も男性が多いですか？

梅岡●そうですね。女性は今のところ1人です。

玉城●でもスタッフさんは、ほぼ女性じゃないですか。院長が男性でスタッフが女性、マネジメントは大変なんじゃないかと想像しますが、女医の私でも苦労していることなので、是非伺いたいのですが、スタッフマネジメントについてどう思われますか？

梅岡●自分自身、正直14年前に開業したときは女性スタッフのマネジメントというのは本当に苦手で、自分は女性の気持ちは分からないほうだと分かっていたし、本当にスタッフマネジメントに関しては苦手意識がすごくありました。
僕は、学生時代は野球部に所属していて、マネジメント術としては、結構厳しくすることによって相手を奮起させるという体育会系の関わり方が、自分の性に合っていたので、開業当初は、スタッフにもそういう関わり方をしていたんです。しかし、全然効果が出なくて、かえってマイナスになることが多くて、結局、厳しく指導をしても、女性は「なにくそ！」と奮起するのではなくて、逆にやる気をなくして、僕との距離を置いていくっていうことを経験しました。それがあったから、本当に真剣に男性と女性の違いに思いが及んだときに、男性脳と女性脳は違うということを学び、指導するアプローチを変えました。他人を変えることはできないから、自分が変わるし

かないと……。

本当は、今でも心から理解はできていませんが、「女性はそう考えるそうです」という感じです。男性は解決脳、物事を解決するために脳が働くけれど、女性は共感脳、プロセスを評価してほしいということに、僕は今でも理解はできないけれど、そうなんだろうなという仮説で、スタッフの教育制度を設計し直して、今に至ります。だから、スタッフマネジメントについては、本当に僕もただただ学んだことを実行しているというだけです。

玉城●事務長は男性で、秘書は女性ですよね？　よく最近耳にするんですが、事務長とか秘書を入れたいっていう先生がいらっしゃるんですけど、事務長とか秘書は男性がいいとか女性がいいとか、何かアドバイスはありますか？

梅岡●僕は、正直、その方に適正があれば、男性でも女性でもどちらでもよいと思っていて……。たとえば、事務長の場合だと、女性の間に入るぶん、よりコミュニケーション能力が求められると思いますが、男性の方でも女性スタッフとのコミュニケーションの取り方が上手いなと思う人もいますし、性別というよりは、ちゃんとクリニックの理念や方向性を理解して、マネジメントについて、しっかりと学ぶ姿勢がある方がいいという感じです。性別はあまり気にしていないですね。

玉城先生も事務長や秘書を考えていらっしゃるんですか？

玉城●いえ、今のところ考えていませんが、将来的には分かりません。ところで、先生がこの間のM.A.Fの集まりでおっしゃっていた、「M.A.Fに来ている先生って集患に困っている先生はいないよね」っていうのがすごく印象に残っていて、「確かに！」って思いました。「こういう会に行っているよ」って、私が知っている先生や知人に

お話しすると、経営に困っているというか、集患に悩んでいて、コンサル的に行っているのか、みたいなことを思われる方もいらっしゃるんですけど、M.A.Fはそういう会ではないじゃないですか。だから、梅岡先生がこの言葉をおっしゃったのが、「確かに！」と思って。面白いなと……。

梅岡●これについては、僕は6年くらい前に、最初の『クリニック成功マニュアル』っていう本を書いて、湘南美容外科の相川先生に来ていただいて、出版記念講演会を開催しましたが、その直前までは、玉城先生がおっしゃるのと同じことを考えていました。「世の中の集客・集患に困っている医師たちに対して、我々は何ができるかってことを考えよー！」って公言して、行ったのが最初の出版記念講演会だったんです。事前に考えていたペルソナとして、まさに玉城先生がおっしゃる、集客に困っている医師が来ると思っていたら、そんな人一人も来なかったんですよ。
実際にこの現実を見ると、マイナスの人がプラスになりたいと思って集まるというよりも、プラスの人がプラスプラスになりたいっていう、そう思う志高い人たちが来ていると分かったので、ならば！ということで、僕たちM.A.Fの運営チームのほうが、ペルソナを変えたんです。よくよく考えてみれば、M.A.Fって結局費用をかけて参加するということなので、費用をかけて参加する人っていうのは、すでに利益が上がってうまくいっている人なんだ……と。一定の利益を上げている人が、さらに良くなるっていうパターンです。こう思うと、やっぱり勝者と敗者、発展しているクリニックとそうでないクリニックの差っていうのは、どんどんどんどん広がっていくなって思わざるを得ないです。

玉城●この間、M.A.Fに来ている先生がおっしゃっていたのが、「自分のモチベーションを保つ目的として、こういう会に参加する。こうい

う楽しい方々、志が強い方々とお話すると、自分の士気もすごく高まって良かった」ということです。それを聞き、確かにそうだなと思いました。私がM.A.Fに求めているのもそういったものです。

梅岡●M.A.Fの意義とか目的とかを、掘って、掘って、突き詰めるとそこかなと。経営のノウハウなんて別に他のところでも同じようなことを言っているし、本で学べたり、セミナーに出席したりもできると思うんです。でも、同じ開業医同士で、似たようなスタッフさんを使っていて、フェーズは違えど同じような悩みを抱えている開業医が集まるから、それを共有し合って、お互いに話し合いながら、解決しようっていう、いわゆる昔でいうギルドのような、同じ集団にいて、課題解決し合うっていうのがM.A.Fだと思うんです。僕は、本当の意味でのマスターマインドグループだと思うし、それこそがM.A.Fの本質だと思うんです。

M.A.Fは、ただ単にクリニック経営のノウハウを提供する場ではないと思っているので、そこに参加してお互いの気持ちを共有し合って、精神的に安定する状態を得られることができたら、その状態をクリニックに持って帰ると必ずクリニックの経営もスタッフとの信頼関係も良くなると思っています。メンバーの皆さんを見ていると、皆さんいろいろな課題はあるとは言え、着実に成長されていっているなと思うし、僕自身もむちゃくちゃ成長させてもらっているので、本当に有難いなと思っています。

そのなかでも玉城先生は、このM.A.Fというコミュニティのなかで、お若いのにすごく成長されているので、特に、ご自身の時間の使い方がすごく上手いので、女医の方々にとっての鏡になると思います。女性は、何の仕事でもそうですが、女医であっても、やっぱり仕事と家庭の両立が常に付きまとう課題だと思います。我々男性医師は、すごく雑に言うと、仕事だけでもいいよっていうふうなところがあるけど（笑）、女医はそうはいかないほうが多いのではない

でしょうか。仕事と家庭の両立というところで考えたときに、玉城
先生はプライベートもめちゃくちゃ充実して、仕事と家庭を整合さ
れている。これは女医にとっての一つのモデルケースだと思うんで
す。

3院経営して、それでいてプライベートもすごく充実されている。
多くの女性の先生方も、すごいな、うらやましいなっと感じると思
います。

玉城●女医と言えば、なぜこのM.A.Fの会に女性の先生が少ないのでしょ
うか？

梅岡●ん〜、だから、そこを考えると『M.A.F＝経営』っていう視点で見
ているのかな？と思ったり……。「経営を良くすることはあまり私
にとっては必要ない」と思われている女医の方が多いのかなっと思
います。だから、経営の勉強をする時間よりも、家族との時間を大
切にしたいと思う。その点、男性はやっぱり攻めの姿勢と言います
か、刈り取りに行きますから……。クリニックを発展させて、金銭

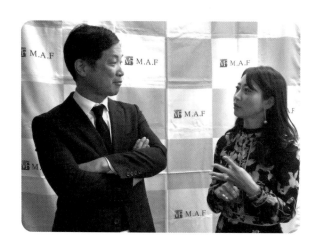

的にもっと豊かになって……みたいな。でも、女性は、男性と比べると、そもそも開業自体に興味がない方が多くいらっしゃるイメージですよね。

玉城先生ならご理解されていると思いますが、経営ってお金儲けではないんですよ。だけど、外から見ると、お金儲けに見えてしまう節もあるかな……と。本当は、経営を上手くすると関わる人すべてが幸せになるわけですから。患者さんもそうだし、先生自身も家族も幸せになれます。経営を軌道に乗せて、何から何まで自分でやるという意識を改革できれば、時間がたくさんできるから、家族との時間も回りまわって増えるので、家族との時間を大切にすることにつながると思うんですよ。その辺のところを玉城先生は上手くされていると思いますね。

玉城 そう思っていただいて嬉しいです。ありがとうございます。私の考えも梅岡先生と同じで、今回この本を書かせていただいたのも、「こんな働き方をしている女医もいるのですよ。目の前の問題だけに目を向けずに、自分が自分らしく生きる方法はあるんですよ」ということを、広く皆さんに知ってほしいと思ったからです。

私個人としては、M.A.Fに参加される女医さんは数少ないので、もっと多くの女医さんに参加してほしいと思っています。私にとっての部活のM.A.Fがさらに楽しくなると思うんですよ。

さて、話は尽きないのですが、お時間が来たようなので、続きは次回のM.A.Fで……ということで、今日は締めたいと思います。本日は、本当にお忙しい中をお時間いただきましてありがとうございました。この対談でも元気を頂きましたので、明日から、また、私らしく仕事もプライベートも、次の目標に向かって頑張っていきます。

COLUMN

ベンチマークできる人はいますか？

　皆さんは『ベンチマーク』という言葉を聞いたことはありますか？ 基は測量用語で、利用する基準点をベンチマークと呼びましたが、転じて、自分の目標や憧れとなり、近づきたいと思える友人のことをベンチマークと言います。あなたにそんな友人が何人いるか考えてみてください。男性って、女性に比べて友人が少ないと感じるのは私だけでしょうか？　男性同士だと、収入面での嫉妬が起こりやすいからなのでしょうか??

　私は、ベンチマークは、なるべく実際に会える、近しい仲であることが大切だと思っています。私には何人もベンチマークがいます。その中の一人が、半年に一度しか会えないベンチマークさんです。

　彼女はいつ会っても新鮮で、家庭や友人を大切にしていて、疲れた姿を見せない姿は感動的です。私のことも家族以上に大切にしてくれて、今では家族ぐるみで一緒に旅行する仲です。私が最も驚いたのが、彼女の家族仲です。妹さんのご主人でさえも、彼女を〇〇ちゃんと呼び、常に尊敬し合っています。喧嘩をしたり、人の悪口を言ったりしません。一日中笑顔を絶やさず、ごはんの盛り付けやリネン、カトラリーひとつとっても、生活のなかに彼女のふとしたこだわりが詰まっています。泊りに行くと、そんな光景に幸せな気持ちになれます。

　彼女とは何度も一緒に旅行にも行っていますが、現地での楽しみ方も同様で、彼女ならではのこだわりや夢が詰まっていて、私はアテンドされるのをただ楽しんでいるばかりです。私は、「次は〇〇に旅行に行こう！」と声を掛けてくれる彼女の大ファンであり、彼女もまた、私のファンでいてくれます。

　仕事以外のことで一緒に楽しめる友人がたくさんいることは、たとえ年を重ねていっても人生に潤いをもたらしてくれます。

おわりに

女性だから3つのクリニックを経営しています

　「どうして3院展開にしようと思ったの？」と聞かれます。私はいつも「趣味だから」と答えます。

　3院目を立ち上げることを父（内科開業医）に報告したとき、「お前は何がやりたいんだ？？　どうして1院だけじゃ満足できないんだ？」と聞かれ、「私にとってクリニックは子どもをつくるようなものなの。一人目が独り立ちしてしまい、やることがなくなってしまったから、次の子を産みたくなったの」と答えました。そういう説得の仕方に唖然とした父を尻目に、持論を展開する娘……。1院目で結果を出していたので、父を納得させる方法はいくらでもあると思いました。沈黙の後「分かった。ただ美容皮膚科に走るのはダメだぞ！」と条件付きでOKをもらいました。

　いつも勉強会に行くと、男性ってすごいなぁと思います。私は前述のように契約結婚で、家計費は割り勘なので、誰も養っていないのです。それに引き換え、男性医師は、家計費のほかに奥さまやお子さまも養い、さらにクリニックのスタッフにもお給料を払わなければいけませんので、私とは背負う物の大きさが違い、それに対するプレッシャーも相当なものだと推測します。

　私が、経営（分院展開）が趣味と言えるのは、誰も養う必要がないし、借金もしていないので、スタッフや医師にお支払いする給料とクリニックの家賃さえ払えれば問題ない……という抱えるものの少なさからくるのだろうと思います。

　私は何度も言うように、節約が大好物なうえに贅沢が嫌いなので、自分の収入は1,000万円以下で十分なのです。ですから、クリニック（法人）経営が発展し、収益が上がると法人にはお金が貯まりますが、どれだけ働

いても自分の年収は一定です。でも、その年収で身の**丈に合った生活をし続けたい**とも思っているのです。

　1院目でマニュアルをつくって走り出したので、それを改善しながら、2院目・3院目は、同じように続けるだけなので、さほど大変ではないのです。一方で、「どんどん分院を増やしたいか」と言われるとそうでもないのです。自分の目が届く範囲でやりたいので、**今の分院数が自分の時間も取れてちょうどいい**と思っています。

非常識な経営方針〜女医さんのためのクリニック

　私はスタッフとの飲み会は開催しませんが、スタッフからの良い意見やアイデアは、クリニック運営の随所に反映しています。彼女たちのほうが現場で患者さんにより接しているので的確です。気付いたことは、どんな小さなことでも改善していけばクリニック全体がバージョンアップしていきます。最近では、スタッフが自主的に他のクリニックの良い点を教えてくれさえします。

　1院目のクリニックは、私にとっては死活問題ではなく、一つの腕試しの場でした。私は30歳で結婚、32歳で出産、34歳で開業しましたが、**自分のやりたい仕事をし、生きたいように生きられたのは手に職があり、自分の城を持っていたから**です。

　セミナーに行くと、「他の開業医さんって本当に真面目だなぁ」といつも感心します。でも真面目だからこそ、自分で抱え込んでしまうことも少なくないとも思います。私みたいに多少チャランポランで、経営の基礎なんてよく知らないほうがいいのかもしれません。ただし、私もこの9年間、たくさんの方から学んできました。一人で悩み考えて、出した答えもたくさんあります。人間力を高めるにはどうしたらいいか、セミナーに行き、意見を交換し、学んできました。

　また、いつかはクリニックを誰かに継承してもらいたい、そのために自走するクリニック（医師の教育・院内の細かいルール）をつくることを考

えました。そして、これからは**時間的にも精神的にもゆとりを持った開業の仕方を女医さんに伝えたい**と思っています。『女医でもできる!!』『経営なんて学んだことなんてないけどできる!!』『誰かに希望を少しでも感じてもらえる人間になりたい!!』『これからは自分が得た学びを与える人間になりたい!!』……そう思っているのです。今後は**独立したいけれど不安がある、という女医さんをサポートしたい**のです。

出産後、育児をしながらの仕事は負担が大きいです。私も息子が0歳のころ、保育園がなかなか見つからず苦労しました。最初なんて、保育園の枠を確保するために、2か月間は登園しないのに保育料を払いました。さらに、息子はよく風邪をひき、ベビーシッターを雇いながらの診察でしたので、なんとベビーシッターに支払った金額は月30万円以上でした。

全医師に対する女性医師の割合は年々増加し、今は約3分の1が女医です。女医さんには、子どもが小さく、午前中だけ勤務したいという医師がとても多く、私のクリニックでも、午後のバイトドクターはなかなか埋まりません。本当は18時まで開けていれば売り上げも伸びるのですが、2院目、3院目は17時までにしました。

また、女医さんのなかでは「開業するまでの修行として勤務したい」という医師もいらっしゃいます。そういった医師には惜しみなくノウハウはお伝えしています。しかも、開業を目指されている先生は、人柄も良く、お金のためではなく学ぶために働くという先生ばかりなので、ありがたいです。また、当院勤務後、晴れて開業された先生方とは、同じ開業医として、悩みや困ったことをお話できるので、本当に感謝しています。

女性の場合は、人生の節目で自分の働き方を見直さなければならないときがきます。旦那さんの転勤による転居、妊娠や出産に伴って仕事を休むこともあるでしょう。出産後も、子どもが風邪をひくと真っ先にママに連絡が来ます。ですから、子どもの急病に備えて、**病児のお迎えサービスがあったり、働く女性に配慮した雇用制度をつくりたい**……これが、私の今後の課題です。

決めた未来しか実現しない

　未来を決めずに生きるというのは、カーナビに目的地を入れずに知らない土地を走ることと同じです。かの有名な野球のイチロー選手だって常にゴールを設定しています。小学生のイチロー選手の有名な作文を紹介します。

　『僕の夢は、一流のプロ野球選手になることです。そのためには、中学、高校と全国大会に出て活躍しなければなりません。活躍できるためには練習が必要です。

　僕は、3歳の時から練習を始めています。3歳から7歳までは半年くらいやっていましたが3年生のときから今までは、365日中360日は激しい練習をやってます。

　だから1週間中で友達と遊べる時間は、5、6時間です。そんなに練習をやっているのだから、必ずプロ野球選手になれると思います』

　そう、**未来は想像することで実現できる**のです。**夢に向かっての行動が現実的であればあるほど、より夢は近づきます**。私の夫は毎年、そして毎月、こう聞いてくれます。「今月の目標はなぁに？」「〇歳のユキちゃんの夢は何かな？」そこで、私は、いつも実現する未来（ゴール）を決めています。「将来こんな生活をしたい」とか、毎月、彼に決意表明をするのです。

　将来の夢について「できるかな……？」という迷いを持つのではなく、そこに向かって実行するのです。誰しも目標が具体的にしっかり決まっていないから不安なのです。手に入る未来を想像し、そのために今できることは何か、やっていないことは何かと考えます。**逆算思考でスケジュールを決める**のです。

　『人生の成功』にはさまざまな考えがあり、子育てに生きがいを感じるから、医師の仕事を子育ての数年間はしない、という女医さんもいらっしゃ

います。その方それぞれの『信念』があり、私の成功を誰かに押し付けようとは思っていません。ただ、私にとっての成功が『自由な時間を確保する』ことであっただけです。

　人生の迷子にならないために、目的を決めて、理想の未来を描き続けていれば、歳をとることさえ楽しみになります。皆さんも、**毎月・毎年、人生の設計図をつくりましょう！　自分の人生を、たくさんの『したいこと』で埋めつくしましょう！**

〔監修者略歴〕

梅岡比俊（うめおか　ひとし）

兵庫県芦屋市生まれ
1999年　奈良県立医科大学卒業
2001年　野口病院耳鼻咽喉科（別府）
2002年　星ヶ丘厚生年金病院耳鼻咽喉科
　　　　（大阪）
2004年　耳鼻咽喉科麻生病院（札幌）
　　　　耳鼻咽喉科認定医取得
2007年　市立奈良病院耳鼻咽喉科
2008年　梅岡耳鼻咽喉科クリニック開設
2011年　医療法人梅華会理事長
　　　　阪神西宮に分院開設
2013年　芦屋に第三分院開設
2014年　尼崎武庫之荘に第四分院開設
2016年　神戸市東灘区に第五分院小児科
　　　　開設
　　　　開業医コミュニティー M.A.F
　　　　発足
2018年　尼崎市・西宮市に第六・七分院
　　　　小児科開設
　　　　東京都豊島区東長崎に第八院
　　　　消化器内科開設
2020年　企業主導型託児所を西宮、尼
　　　　崎、苦楽園の3箇所に開設
2021年　児童発達支援スクールを西宮、
　　　　尼崎の2箇所に開設
2022年　児童発達支援スクール第三校を
　　　　苦楽園に開設
　　　　美容皮膚科開設

〔著者略歴〕

玉城有紀（たまき　ゆき）

2005年　帝京大学医学部卒業
　　　　日本医科大学武蔵小杉病院での
　　　　研修を経て
2007年　東京女子医科大学皮膚科学教室
　　　　入局
2008年　町田市民病院皮膚科勤務
2012年　皮膚科専門医取得
2014年　溝の口駅前皮膚科開院
2019年　自由が丘ファミリー皮ふ科開院
2020年　二子玉川ファミリー皮ふ科開院

本書を読んでいただいた方へ
素敵な特典を用意いたしました

特典①

本書監修の梅岡比俊氏とのクリニック経営に関する悩み解決の気付きとなる特別対談が視聴できます！

↑ QRコードよりアクセスください

特典②

クリニック経営に関するノウハウを聞きたい方に玉城が個別相談を承ります。
玉城と一緒に勤務したい先生、講演のご依頼はこちらまで

↑ QRコードよりアクセスください

借^{しゃっきん}金なし・コンサルなし・多^{た てん ぽ てんかい}店舗展開
女^{じょ い}医の非^{ひ じょうしき}常識なクリニック経^{けいえい}営 　　　Ⓒ

発　行	2022 年 11 月 20 日　1 版 1 刷
監修者	梅^{うめ} 岡^{おか} 比^ひ 俊^{とし}
著　者	玉^{たま} 城^き 有^ゆ 紀^き
発行者	株式会社　中 外 医 学 社
	代表取締役　青 木　　滋
	〒 162-0805　東京都新宿区矢来町 62
	電　話　　(03) 3268-2701（代）
	振替口座　　00190-1-98814 番

組版/月・姫株式会社
装丁/Malpu Design（清水良洋）
印刷・製本/横山印刷株式会社　　　　　　　　　〈HI・KN〉
ISBN978-4-498-14832-1　　　　　　　　　　　Printed in Japan